入谷式足底板

～ 基礎編 ～

入谷 誠

序

　私が臨床家として患者様と向き合うようになってから30年以上になります。その臨床の大半を下肢障害の保存療法に費やしてきました。そして、下肢障害の治療を行うに当たって、人生をかけて取り組んできたのが入谷式足底板です。そういった意味で今回、自身初の単独執筆である「入谷式足底板基礎編」を出版できたことを心より嬉しく感じています。

　私は理学療法士として、強い理念を持って臨床と向き合ってきました。この書籍を読んで頂く方にはこの書籍を通じ、足底板という技術の各論的な部分だけに目を向けず、理学療法の本質を貫こうとしてきた私の考え方に目を向けて頂ければ大変嬉しく思います。

　本文を読んで頂く前に、以下に記した私の臨床家としての理念に目を通し、本書を臨床に活かして頂ければ幸いです。

医療の目的とは

　医療の本来の目的は、「身体的および心理的、社会的に悩んでいる患者様に対して、医療的な専門立場からこの悩みを軽減または解消させること」にあります。医療そのものが一点の曇りもなく、そこに目を向けるべきものであると考えています。つまり、医療が目指すべき方向は、患者様一人一人に対して目を向け、常に患者様の視点から医療を行うべきものであるという認識が必要なのです。

臨床家のあるべき姿

　臨床家は医療の中で最先端にいるべき集団であると私は考えています。そして、患者様一人一人に対して目を向け、医療が目指すべき方向に向かい続ける集団でなければなりません。したがって、臨床家への評価は、「目の前の患者様の症状をいかに解消させることができるか」というその一点に尽きます。このため、臨床家の技術、そしてその背景にある知識は、患者様の満足度のためにあるのだと私は思います。いくら影で勉強しても、また努力しても、いい内容の研究をしても、それはあくまで"枝葉"であって、決して臨床家としての本質的な評価になってはならないと思います。私自身「目の前の患者様の症状をいかに解消させることができるか」という一点に目を向け、自分自身を評価してきました。そして、臨床家として成長するためにはどうあるべきかを追求してきたように思います。

成長とは仮説と検証の繰り返し

　臨床と真摯に向き合い、思い込みを捨て、素直に患者様を診ていれば、臨床ではたくさんの疑問や壁に当たります。これらの疑問や壁に対して仮説を立て、その仮説に対して検証していく作業が、臨床家として成長するためには最も必要なことであると考えるに至りました。

　そして、仮説と検証を繰り返すことで、臨床を行う上での"幹"となる概念を見出すことができるのだと私は思います。

技術を受け継ぐために

　研究の分野においても同様なことがいえます。近年では、医療本来の目的に反映するような研究は少なくなり、学位をとるための研究や、研究のための研究が多くなってきているように思えてなりません。本来、研究は仮説に対する検証を行うための手段であるべきなのです。すなわち、研究とは定性化あるいは定量化したものを通して、ある法則性を見出すためのものなのです。この法則性から、次の医療への可能性に繋がり、さらなる研究によって次の法則性を見出すという循環が必要なのです。この循環によって、医療の質が向上していくのだと思います。

　また、臨床家は医療のプロである以上、成長によって得た技術と知識を形にし、それを後世に受け継いでゆかなければなりません。それが多くの臨床家の成長に繋がり、最終的には個々の患者様に還元されることになるからです。そういった意味では、この書籍には私の治療概念の基盤を詰め込んでおり、この概念が後世に受け継がれていくことを信じています。

　以上が私の臨床に対する考えです。私は常にこの考えをもって臨床と向き合ってこれたことに誇りを持っています。そして、これからも生涯を臨床に注ぎたいと思っています。

　特に、若い臨床家には、自身の臨床結果に誇りを持てる臨床家になってほしいと切に願っています。

2011年5月30日
入谷　誠

入谷誠先生を語る

　入谷先生と初めて出会ったのは、私がまだ学生の時でした。当時、ご指導頂いた福井勉先生（現文京学院大学教授）に紹介され、入谷先生の臨床見学をさせて頂いたのです。その当時、福井先生が私にこう言ったのを今でも強く覚えています。「入谷先生は、今はまだ無名だが、将来きっと整形外科の分野では日本一の理学療法士になる人だぞ！」。この言葉は、その後も頭に焼付いて離れませんでした。そのときの臨床見学では、まだ学生だったこともあり、当時の先生の行っている手技や考え方を何ひとつ理解することができませんでした。しかし、患者と向き合う真剣な眼差しや臨床を語る熱意を今でも覚えています。

　そして、私は理学療法士になった一年目の春から、入谷先生の臨床研修を強く志願し、それを受け入れて頂きました。理学療法士として最も大切な時期に、生涯模範となる臨床家に3年間の臨床研修をさせて頂き、本当に幸運だったと思います。以後、入谷先生には大きな慈愛をもって指導して頂き、現在まで約20年に及ぶ関係が続いていることに深い感謝の念を抱かずにはいれません。

　私は、先生の臨床の思考に底を見たことがありません。私が、臨床研修をさせて頂いたころの先生は、現在とは全く違った手技や考え方をしていました。手技の主体となる足底板の形状や評価方法なども現在とは、全くといっていいほど違っていました。しかし、当時から底のない思考から様々な展開が成され、常識では考えられないような臨床結果を生み出していました。その思考から生まれる手技や考え方は、本当にワクワクさせられるものばかりでした。会う度に先生は、いつも進化していて、次々に新しい発想を生み出し、飽くなき探求心に満ちていました。現在の臨床家としての超越した能力も決して生まれついてのものだけではなく、強い信念と熱意の日々が創り上げたものだということを私は知っています。

　入谷先生の進化は現在でも続き、成長をやめることを知りません。常に自分に満足しないその姿勢には、本当の臨床家、そして本当のプロフェッショナルとはこういうものなんだということを痛感させられます。

　入谷先生は私にたくさんのものを与えてくれました。先生から頂いたもの全てが私の財産です。その中で、"誰よりも目の前の患者を良くしたい"という気持ちを持ち続け、そして、ただその目的のためだけに立ち向かっていく姿をずっ

と見てこれたことが、私の生涯の宝です。私は今までに先生に何も恩返しすることができませんでした。しかし、先生がこれまで築き上げてきたものが書籍になった今、この考えを100年残るものにするために微力ながら尽力していきたいと思っています。

弟子を代表して
コンディション・ラボ所長　園部　俊晴

目　次

入谷式足底板　～基礎編～

第1章　入谷式足底板の概要

- Ⅰ. 足底板とは …………………………………………………………………………… 3
- Ⅱ. 入谷式足底板の考え方 ……………………………………………………………… 4
- Ⅲ. 入谷式足底板の作製における特徴 ………………………………………………… 6
- Ⅳ. 入谷式足底板の臨床応用 …………………………………………………………… 9
- Ⅴ. 足底板の利点と欠点 ………………………………………………………………… 11

第2章　足の機能解剖

- Ⅰ. 足とは ………………………………………………………………………………… 15
  - 1) 足の関節 ………………………………………………………………………… 15
  - 2) 足部の臨床的分類 ……………………………………………………………… 16
    - (1) 後足部
    - (2) 中足部
    - (3) 前足部
  - 3) 足部の関節運動の定義 ………………………………………………………… 17
    - (1) 身体面
    - (2) 関節運動の原則
    - (3) 足部の関節運動の種類
- Ⅱ. 足の各関節の機能解剖 ……………………………………………………………… 21
  - 1) 足関節（距腿関節）ankle joint ……………………………………………… 21
    - ●実技1：果部誘導
  - 2) 距骨下関節 subtalar joint …………………………………………………… 26
    - ●実技2：距骨下関節誘導
  - 3) 横足根関節 midtarsal joint ………………………………………………… 32
  - 4) 足根中足関節（tarsometatarsal joint）および 列（Ray） ……………… 34
    - ●実技3：第1列関節誘導

　　　　●実技4：内側楔状骨矯正誘導
　　　　●実技5：第5列の関節誘導
　　5) 中足趾節関節 metatarsophalangeal joint ································· 42
　　6) 趾節間関節 interphalangeal joint ································· 44
　　7) 足部アーチ arch of foot ································· 44
　　　　●実技6：横アーチ中足骨レベルの誘導

第3章　歩行の概要

Ⅰ. 歩行の基礎知識 ································· 55
　1) 歩行周期と機能的役割 ································· 55
　　(1) 接地期
　　(2) 立脚中期
　　(3) 推進期
　2) 歩行時の関節運動 ································· 57
　　(1) 股関節
　　(2) 膝関節
　　(3) 足関節
　　(4) 距骨下関節
　　(5) 第1列
　　(6) 足趾
　3) 歩行時の足部・足関節の筋活動 ································· 60
　　(1) 接地期
　　(2) 立脚中期
　　(3) 推進期

Ⅱ. 歩行分析のポイント ································· 71
　1) 歩行分析のポイント（全体像の捉え方） ································· 71
　2) 歩行分析のポイント（局所の捉え方） ································· 76
　3) 歩行分析から全体像と局所を統合し、メカニカルストレスを考察する ································· 81

第4章　足底板作製のための直接的評価

Ⅰ. 足部テーピングを用いた評価 ································· 86
　1) 距骨下関節誘導 ································· 86
　2) 第1列誘導 ································· 90
　3) 第5列誘導 ································· 95

　　　　4）内側楔状骨矯正誘導 …………………………………………………………………99

Ⅱ．パッドを用いた評価 ……………………………………………………102
　　1）果部誘導 …………………………………………………………………………………102
　　2）第2～4列誘導（横アーチ中足骨レベル）……………………………………………106

第5章　入谷式足底板の実際　～基礎編～

Ⅰ．マーキング ………………………………………………………………113
　　1）足部の触診とマーキングポイント …………………………………………………113
　　2）アーチパッドへのマーキング …………………………………………………………120
　　3）中敷きへのマーキング …………………………………………………………………122

Ⅱ．研磨 ………………………………………………………………………124
　　1）研磨の基本 ………………………………………………………………………………124
　　2）直接的評価に基づく形状決定と研磨 …………………………………………………128
　　　（1）距骨下関節誘導評価に基づく形状決定と研磨
　　　（2）第1列誘導評価に基づく形状決定と研磨
　　　（3）第5列誘導評価に基づく形状決定と研磨
　　　（4）内側楔状骨矯正誘導評価に基づく形状決定と研磨
　　　（5）果部誘導評価に基づく形状決定と研磨
　　　（6）第2～4列誘導評価に基づく形状決定と研磨
　　3）実際の研磨の手順 ………………………………………………………………………134
　　　（1）アーチ形状を整える前の研磨
　　　（2）アーチ形状を整える手順

Ⅲ．貼付と挿入 ………………………………………………………………144
　　1）研磨したアーチパッドを中敷きの裏に貼付する ……………………………………144
　　2）アーチパッドを貼付した中敷きを靴に挿入する ……………………………………145

Ⅳ．微調整 ……………………………………………………………………147

終わりに ………………………………………………………………………149

第1章
入谷式足底板の概要

第1章　入谷式足底板の概要

> 総論
> 　この章では、入谷式足底板の基本的な概念を説明し、その上でどのようなことに臨床応用できるのかを説明する。読み進める中で、その治療概念が理学療法の本質を貫いたものであるということ、さらに、臨床において大きな可能性を持った治療手技であることが理解できるはずである。

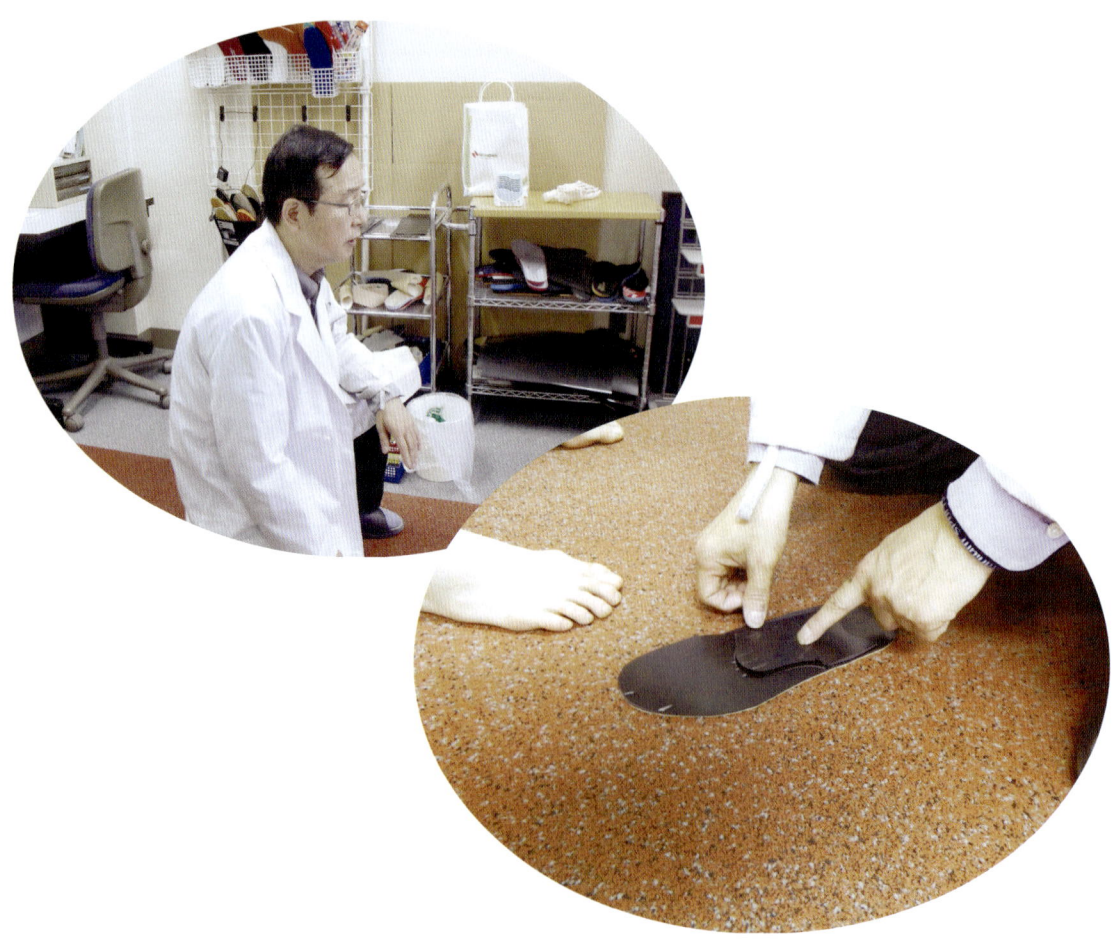

Ⅰ. 足底板とは

　人間の主たる移動様式は二足直立歩行であり、唯一地面に接しているのが足部である。床からの反力は、地面から靴 – 中敷き – 足へと伝達される（図1）。よって、地面と人間の足との間に介在するものは靴と中敷きとなる。このため、靴や中敷きが変化することによって、地面から人間の足への伝達の仕方が変化することになる。このように考えると靴や中敷きがいかに重要であるかが容易に想像できる。

　足底板とは、この中敷きに凹凸を付け、人間の土台となる足の肢位や使い方に変化を与えるものである。靴の歴史が長いヨーロッパ諸国などでは、かなり古くから使用され発展してきた経緯がある。

　従来の足底板は足のみを診て作製されてきた。これは従来の足底板が足部アーチの低下を防いだり、フィット感を引き出したりすることが主な目的であったためだと考えられる。こうしたことから、大半の足底板は単に足形を採型したり、既製のパッドを貼付して作製されてきた。しかし、このような考え方によって作製された足底板では、身体各関節のメカニカルストレス※を変化させたり、身体動作を誘導したりすることはできない。

　著者は昭和62年頃から変形性股関節症の症例の中敷きにパッドなどを貼付することで歩行形態が変化し、疼痛等の症状も緩和することに着目するようになった。それと同時に、地面から人間の足への伝達を変化させることのできる靴と中敷きの重要性を強く感じるようになった。このため、医療という枠組みで足底板を有効に利用するためには、従来の足のみを診て作製する足底板とは異なる考え方が必要だと考えるに至った。こうした経緯を経て、入谷式足底板の治療概念が生まれた。

※ メカニカルストレス
せん断応力、引張応力、圧縮応力などの物理的刺激のこと。

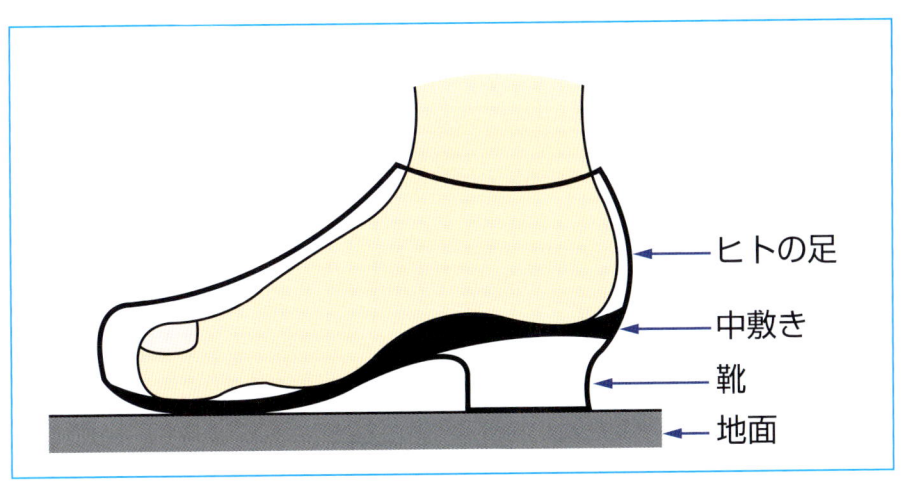

図1　足底板とは

足底板とは，靴の中敷きに凹凸を付け，人間の土台となる足の肢位や使い方に変化を与えるものである．靴の歴史が長いヨーロッパ諸国などでは，かなり古くから使用され発展してきた．

Ⅱ．入谷式足底板の考え方

　下肢の障害の多くは小さなメカニカルストレスの繰り返しにより発生し、これが疼痛などの症状を引き起こす原因となっている（図2）。よって、このメカニカルストレスを減じなければ、治療により良好な結果を得ることは決してできない。唯一地面に接する足部は、その変化が身体重心、足圧中心、床反力ベクトルなどを変化させるため、身体の姿勢や動作に影響を及ぼす[1]。

　こうしたことから、著者はこのメカニカルストレスを変化させるために、足部操作を臨床応用するようになった。また、多くの症例において足部操作を臨床応用する中で、足から身体の姿勢や動作が明確に変化することや、どのように変化するのかという法則性も分かるようになっていった。そして、この法則性をもとに、障害局所のメカニカルストレスを考察し、これを減じることで、疼痛等の症状が明確に改善していくことが分かった。

　このような、経緯でひたすら臨床と向き合っていく中で入谷式足底板の概念や理論は確立されていった（図3）。

　現在、入谷式足底板の考え方として最も根本となる考え方を次の一文で表すことができる。

　それは、
　入谷式足底板は、足から身体の姿勢や動作を変化させることにより、身体各関節のメカニカルストレスを減少させ、より効率的な身体動作を誘導するものである。

　すなわち、入谷式足底板は単なる対症療法的な治療の範疇に留まらず、症状の根本原因を捉えそれを改善させていくという、まさに**理学療法の本質を貫いた手技**の一つであると考えている。

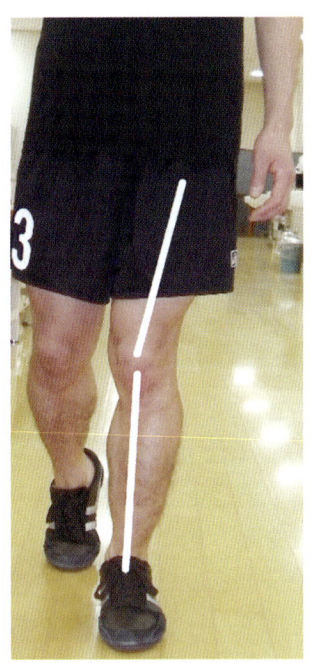
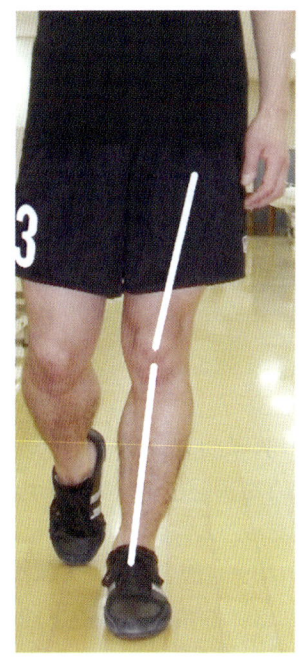

a：治療前（膝屈曲・外反）　　　　　　　　　　b：治療後

図2　障害を発生させるメカニカルストレスとその改善

aのように，多くの障害がメカニカルなストレスの繰り返しにより疼痛などの症状を誘発させている．このため，このメカニカルなストレスを減じなければ，治療により良好な結果を得ることは決してできない．

```
       足部操作  ←──────┐
          ↓              │
    法則的な姿勢や動作の変化 │
          ↓              │
    障害局所のメカニカル    │
      ストレスの変化       │
          ↓              │
       症状の改善 ────────┘
```

図3　入谷式足底板の治療概念

この一連の流れを繰り返すことで，理論が確立していく．

入谷式足底板の概要

Ⅲ．入谷式足底板の作製における特徴

　入谷式足底板では、前述のような考え方で臨床応用しているため、従来の足のみを診て作製する足底板とは、その作製過程や方法も全く異なる。入谷式足底板は、単に足を採型したり、また既製のパッドを貼付したりするものではない。病態診断を基に、症例の症状を身体機能の観点から捉え作製していくことに特徴がある。

　入谷式足底板の作製過程や方法の大きな特徴として、以下の3つを挙げることができる。

① テーピングやパッドを用いた評価（足底板作製のための直接的評価）により、足部関節肢位および高さを決定してから作製する

　足には多くの関節があるため、入谷式足底板では足部の各々の関節をどの方向に、どの程度の量を誘導すれば、目的とする身体誘導ができるのかを必ず確認してから作製している。具体的には、各関節の誘導方向をテーピングやパッドを用いて評価することで、足部関節肢位および足底板の各ポイントの高さを決定している（図4）。この足底板の形状を決定するための評価を"足底板作製のための直接的評価（以下、直接的評価）"という。この直接的評価を行ってから作製することが、従来の足底板とは全く異なる入谷式足底板の最も大きな特徴である。

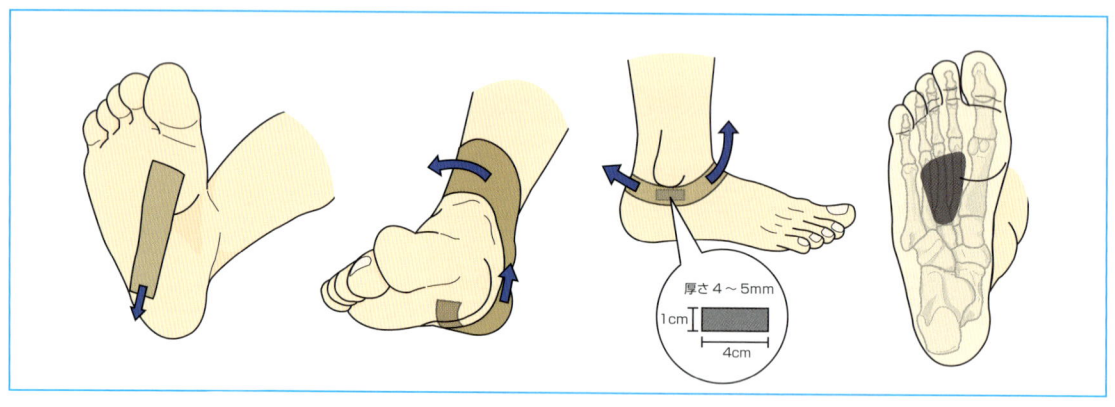

図4　入谷式足底板におけるテーピングやパッドを用いた評価
各関節の誘導方向をテーピングやパッドを用いて評価することで，足部関節肢位および足底板の各ポイントの高さを決定している．

② 足底板作製や作製後の微調整は歩行動作を中心としたさまざまな動作を確認しながら行う

　前述の通り、入谷式足底板は足から身体の姿勢や動作を変化させることにより、身体各関節のメカニカルストレスを減少させ、より効率的な身体動作を誘導することを目的としている。このため、足底板作製や作製後の微調整は歩行などの動作を確認しながら行う。

　歩行などの動作を実際に観察して作製や微調整を行うことで、目的とする姿勢や動作に誘導できたことを確認することができるのである（図5）。このため、入谷式足底板の作製にあたっては、動作分析の能力が必須となる。

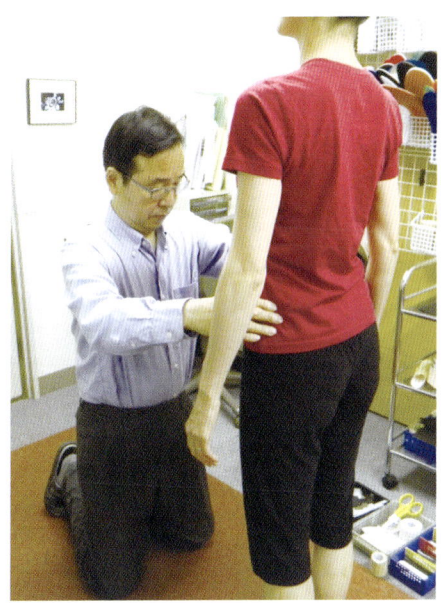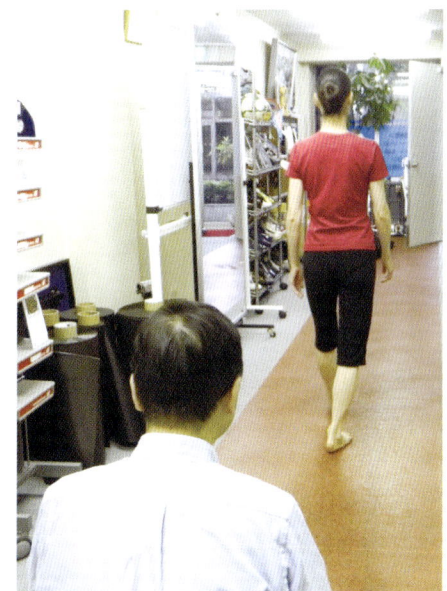

図5　姿勢や歩行動作の観察
歩行などの動作を実際に見て作製や微調整を行うことで，
必ず目的とする姿勢や動作に誘導できたことを確認する．

③ **身体全体の動きを制御することを目的としているために、両側に作製することを基本とする**

　人間は骨盤から上にある体幹を左右両側の下肢で支えている(図6)。したがって、片側の下肢の状態が変化すれば、身体のバランスも変化し、姿勢や動作に影響を及ぼすことは容易に想像できる。

　こうしたことから、片側のみの足部操作では身体の姿勢や動作を誘導することは難しい。左右の足を操作することで、より効果的に身体の姿勢や動作を変化させることができる。このため、入谷式足底板では、片側性の障害においても両側に足底板を作製することを基本としている。

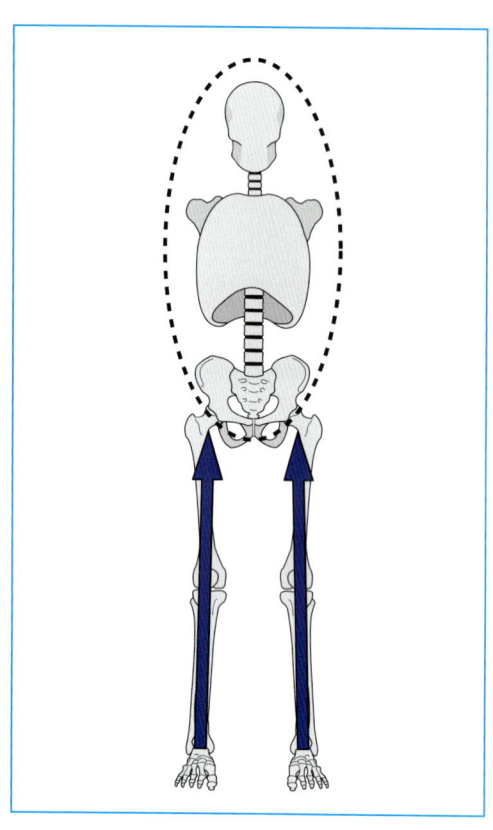

図6　身体バランス

骨盤から上にある体幹は身体で最も重い重量を有し，これを人間は左右両側の下肢で支えている．

Ⅳ. 入谷式足底板の臨床応用

　入谷式足底板では、足から身体の姿勢や動作を誘導することを目的としているため、幅広く臨床応用することができる。入谷式足底板が臨床において、どんなことに応用できるのかをここで紹介しておきたい。著者の考える入谷式足底板の臨床応用を図7に示す。

---

① 障害に対する臨床応用
② 運動連鎖を利用した臨床応用
③ 姿勢制御に対する臨床応用
④ 個々の足部機能を発揮させるための臨床応用
⑤ さまざまな運動特性を改善させるための臨床応用
⑥ 靴の補正としての臨床応用

図7　入谷式足底板の臨床応用

---

① 障害に対する臨床応用
　入谷式足底板では身体の姿勢や動作を誘導することで、足から障害局所のメカニカルストレスを軽減させることができる。このため、障害に対する治療手技として幅広く臨床応用することができる。

② 運動連鎖を利用した臨床応用
　入谷式足底板では運動連鎖を利用して、足部からの遠隔操作によって身体各分節をコントロールすることができる。このことによって、足部以外の身体各部位の肢位、関節運動、関節モーメントなどをコントロールすることができる。このため、膝関節、股関節、ひいては体幹などの障害にも幅広く臨床応用することができるのである。

③ 姿勢制御に対する臨床応用
　入谷式足底板は両側に作製することを基本としている。このことにより、両側から身体重心、足圧中心、床反力ベクトルなどをコントロールすることができる。これにより、静的および動的な姿勢を効率よく制御することができる。

④ 個々の足部機能を発揮させるための臨床応用

足底板は足に直接作用するため、足部形態を是正し、足の機能をより効率よく発揮させることができる。さらに、足部疾患（扁平足、外反母趾、ハンマー趾など）に対する入谷式足底板は単なる足部矯正の範疇に留まらない。直接的評価により足部の各関節をどのように誘導するかを詳細に決定するため、足部形態の改善を身体動作の改善に繋げることができる。

⑤ さまざまな運動特性を改善させるための臨床応用

入谷式足底板では障害の治療だけでなく、様々な運動特性に対する応用が可能である。このため、麻痺性歩行やスポーツ動作の改善などに対しても幅広く応用することができる。特に、スポーツの分野では競技やポジションによって特有の運動特性があり、各々の運動特性に応じて姿勢や動作を誘導することができる。こうしたことから、スポーツパフォーマンス向上を目的に著者を訪れる選手も多い。

⑥ 靴の補正としての臨床応用

従来の足底板は足のみを診て作製しているが、靴の構造により足底板に違いが生じるのは当然のことである。身体の姿勢や動作を見る視点があれば、靴の構造によって姿勢や動作も違ってくることが分かる。入谷式足底板では靴ごとの特徴や欠点が身体の姿勢や動作に及ぼす影響を捉え、これを補正する役割もしている。このため、基本的にはどのタイプの靴にも作製することが可能である。

V. 足底板の利点と欠点

　足底板を臨床応用する上での利点と欠点についてまとめた。下記に示す利点と欠点を把握し、各々の施設において適正な形で足底板を利用して頂きたい。

【足底板療法の利点】
① 身体運動を無意識下でコントロールすることが可能である
　身体の姿勢や動作を誘導することを目的としている手技は他にもある。しかし、足底板は症例の努力を必要とせず、無意識下でその誘導を反映させることができる。他の手技にはない大きな利点がここにある。

② 足底板装着時は、ある程度症例を管理することができる
　足底板装着時は、目的とした誘導が持続的に反映される。このため、一日のうち足底板を入れた靴を履いている時間では、症例をある程度適正な環境下に管理することができる。

③ 運動療法をより効率的なものにすることが可能となる
　目的とした身体の姿勢や動作に誘導することで、筋活動や関節運動を効率的に引き出すことができる。靴を履いた状態ではこの身体環境をある程度維持することができるため、運動療法によって改善した機能を改善の状況に応じて効率的に使わせることができる。

【足底板療法の欠点】
① 足底板作製のための機材や材料が必要となる
　足底板作製のためには、グラインダー、パッド材、両面テープ、はさみ、ボンド、中敷き用シートなどの機材や材料が必要となる（図8）。

② 医療機関では、医師や所属部門での理解が必要となる
　医療機関では、処方は医師がするため、医師の理解が必要である。また、機材を置いたり、在庫を保管したりする関係上、所属している部門全体の理解も必要となる。こうしたことから、足底板の意義と有効性を医師や所属部門に理解して貰わなければならない。

③ 足底板作製に関して、請求方法が問題となる
　リハビリテーションの分野では足底板の診療報酬はないので、どのように診療報酬を請求するかが問題となる。

④ 足底板の作製過程が複雑である

　足底板作製に至るまでには、足部評価だけでなく、身体の各部位の局所機能の知識、歩行など身体動作の評価、直接的評価の技術など様々な要素を統合しなければならない。このため、相当な理論知識と経験が必要となる。

　また、足底板を研磨して作製するため、作製自体にある程度の技術が必要となる。

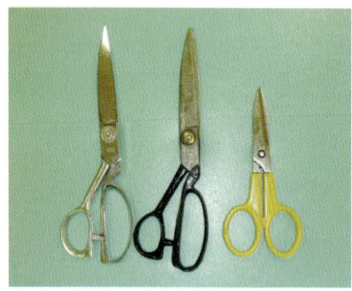
a：ハサミ

b：各種パッド材

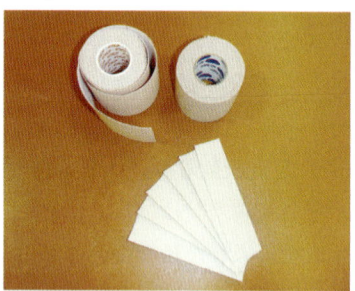
c：各種テーピング

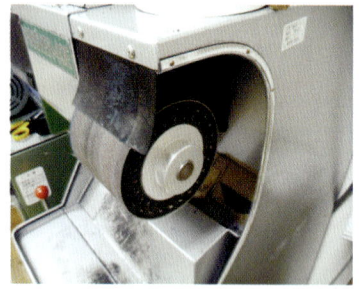
d：グラインダー

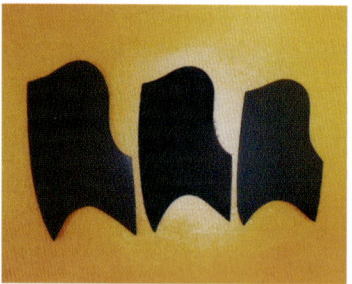
e：アーチパッド

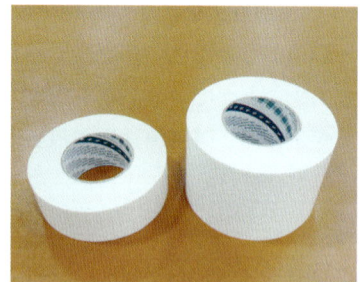
f：両面テープ

図8　足底板作製に必要な機材や材料
様々な機材や材料が必要となる．

第2章
足の機能解剖

第2章　足の機能解剖

> 総論
> 　入谷式足底板は足のみを診て作製するものでない。しかし、足部を操作する手技である以上、足の機能解剖を詳細に理解しておく必要がある。このため、この章では入谷式足底板作製にあたり、著者が必要と考える足の機能解剖を中心とした基礎知識を紹介したい。足の役割と機能解剖を理解することで、身体における足の重要性が理解できるはずである。

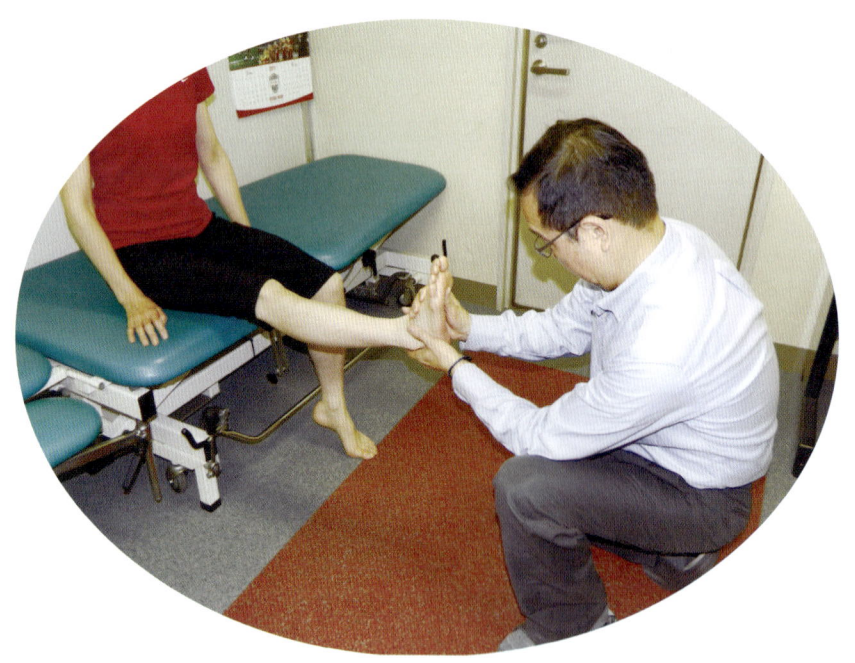

Ⅰ．足とは

「足」には足関節と足部が含まれ、一般的に1つの機能ユニットとして考えられている。足は身体の土台として、地形変化への適合、身体平衡の保持、歩行などの動作の衝撃吸収や推進などにきわめて重要な役割を果たしている。

1) 足の関節

足は脛骨と腓骨に連なる7個の足根骨と5個の中足骨、14個の趾骨および数個の種子骨と過剰骨からなる。身体全体の骨は206個あり、そのうち足には1対で56個、身体全体の約1/4が集中しており、複雑に機能している。図1は足を上側、下側、外側、内側の4方向から見たものである。これらの図を見ると、足にはいかに多くの骨と関節があるのかがわかる。足底板作製において、足部の骨や関節の機能解剖を熟知することは必須である。図1を参考に、骨や関節の配置、構造などをしっかり把握してほしい。

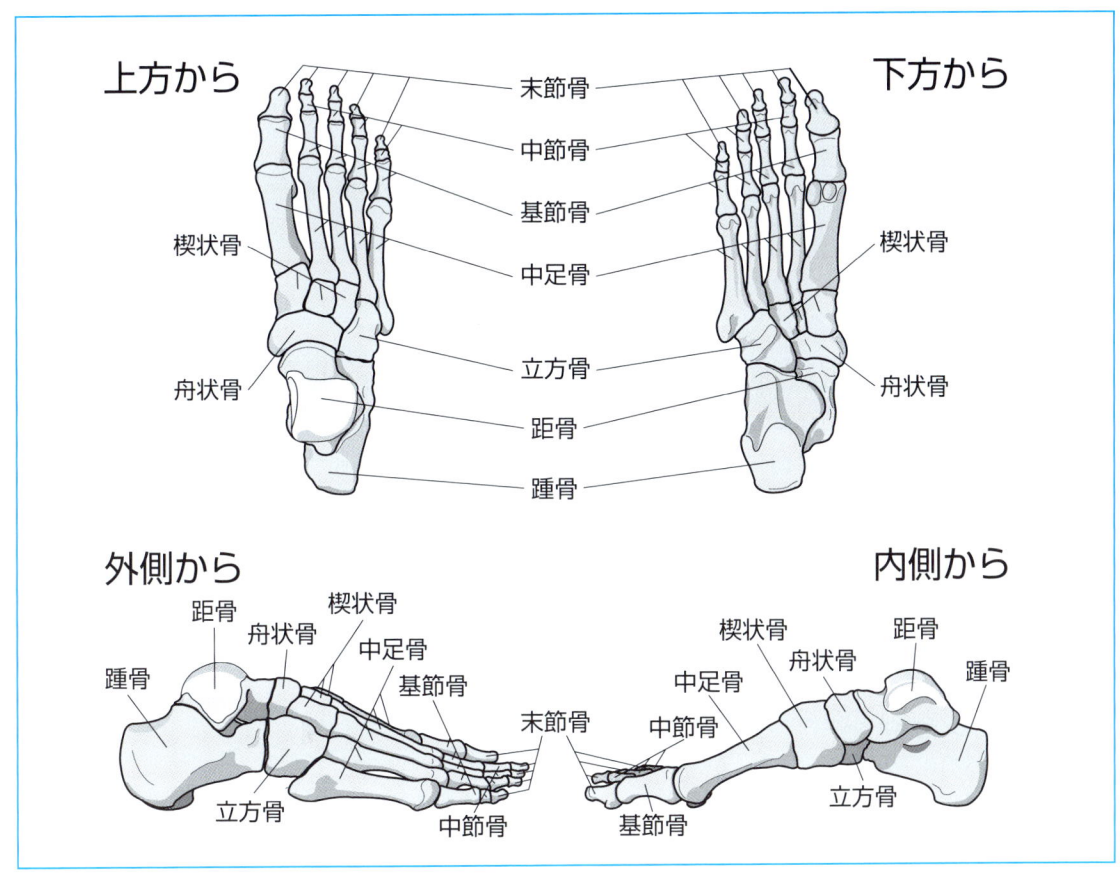

図1 足の骨と関節

足は脛骨と腓骨に連なる7個の足根骨と、5個の中足骨、14個の趾骨および数個の種子骨と過剰骨からなる．
身体全体の骨は206個あり、そのうち足には1対で56個、身体全体の約1/4が集中しており、複雑に機能している．

足の機能解剖

2） 足部の臨床的分類

前述したように、足には多くの関節があるが臨床的には機能的な観点から後足部、中足部、前足部の3つに分類される（図2）。各々の機能的および臨床的な役割を下記に示す。

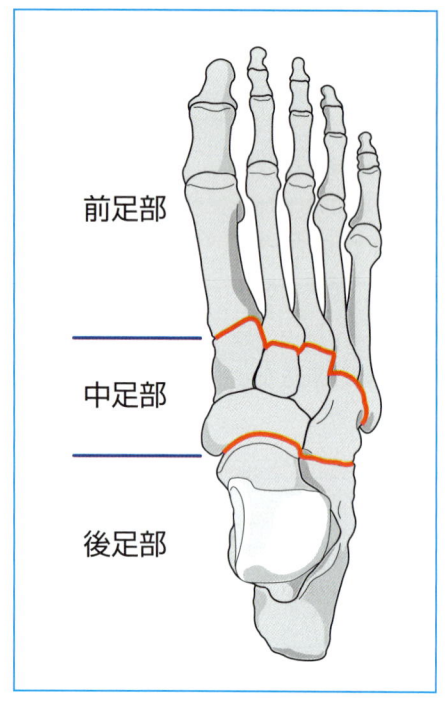

図2　足部の臨床的分類

足には多くの関節があるが臨床的には機能的な観点から後足部，中足部，前足部の3つに分類される．

(1) 後足部

後足部とは横足根関節より近位の部分をいう。

① 可動性がある部分である：距骨下関節は30度の可動性を有し、その操作が臨床的に重要な役割を果たしている。
② 足部の柔軟性や固定性に関与する部分である：後足部の肢位によって、足部全体の柔軟性や固定性は変化する。
③ 近位関節や足部遠位関節への運動連鎖のキーポイントになる部分である：後足部は近位関節（膝や股関節など）と足部遠位関節を連結する部分である。このため、後足部の操作は、近位関節および足部遠位関節の肢位に影響する。
④ 足部遠位関節の可動性に関与する部分である：後足部の肢位によって横足根関節や第1列などの足部遠位関節の可動性は変化する。

(2) 中足部

中足部とは横足根関節から足根中足関節までの部分をいう。

中足部にある各関節は可動性が小さく、一般的に1つの剛体として捉えられていることが多い。しかし、各々の関節にはわずかな可動性があり、そのわずかな関節運動が臨床的には特有の役割を有している。このため、入谷式足底板では中足部の

各関節に対しても操作を行う。

(3) **前足部**

前足部とは足根中足関節より遠位の部分をいう。

① 足部の中では最も可動性がある部分である：足根中足関節および趾節関節は可動性の大きい関節である。このため、前足部は足部の中で最も可動性のある部分となる。
② 身体の土台としての機能的役割が大きい部分である：足部で最も広い支持基底面を有しているため、立位や歩行動作などにおいて身体の支える土台としての役割が大きい部分といえる。
③ 身体を前方に推進する機能的役割を有する部分である：前足部は歩行推進期に最も荷重される部位である。このため、推進力を発揮するという機能的役割が大きい。前足部の機能が効果的に発揮されていなければ、推進性の低下した歩行となる。

3) 足部の関節運動の定義

(1) **身体面**

身体の関節運動と肢位を定めるためには以下の3つの身体面が基準となる（図3）。

前額面：身体を前後に分ける面
矢状面：身体を左右に分ける面
水平面：身体を上下に分ける面

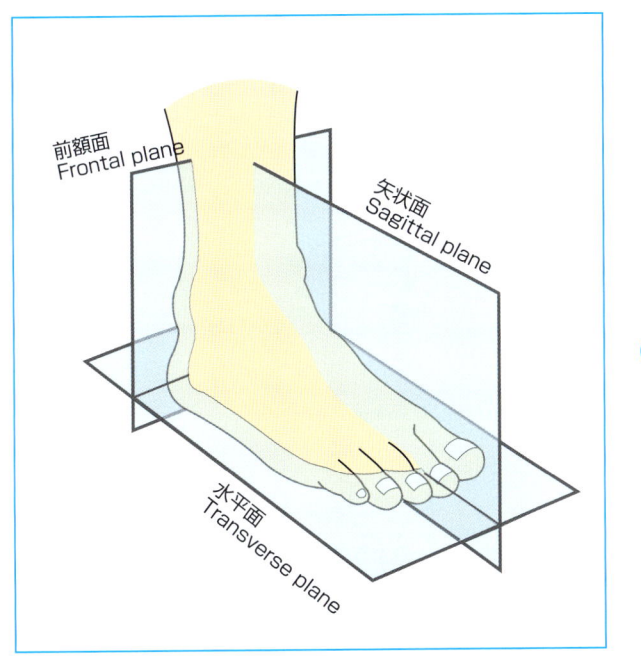

図3　3つの身体面

(2) 関節運動の原則

関節運動を捉えるとき、以下の関節運動の原則を理解しておく必要がある。これにより、関節の構造と運動方向との関連性を把握することができる。また、臨床において、関節運動を操作する際には効果を発揮しやすい。

① 運動軸に対して垂直に関節運動が起こる（図4-a）：a のように、関節運動は運動軸に対して垂直に起こる。

② 運動軸がある身体面に平行な面では関節運動が起こらない（図4-b）：例えば、b のように運動軸が水平面と平行な場合、水平面での内転・外転運動は起こらない。

③ 運動軸がある身体面に平行でない面で関節運動は起こる（図4-c）：運動軸が複数の身体面と交わることがある。c のように、運動軸が矢状面と前額面に交わる場合、矢状面での屈曲・伸展および前額面での回内・回外の運動が起こる（この場合、水平面での内転・外転の運動が起こらない）。

④ 一つの関節には複数の運動軸があることが多い。この場合、複合した運動が生じる（図4-d）：一つの関節で運動軸を複数有することが多いことを把握しておく必要がある。こうした場合、例えば中足趾節関節を例に挙げると、水平軸で屈曲・伸展の運動が起こり、垂直軸で内転・外転の運動が起こる。

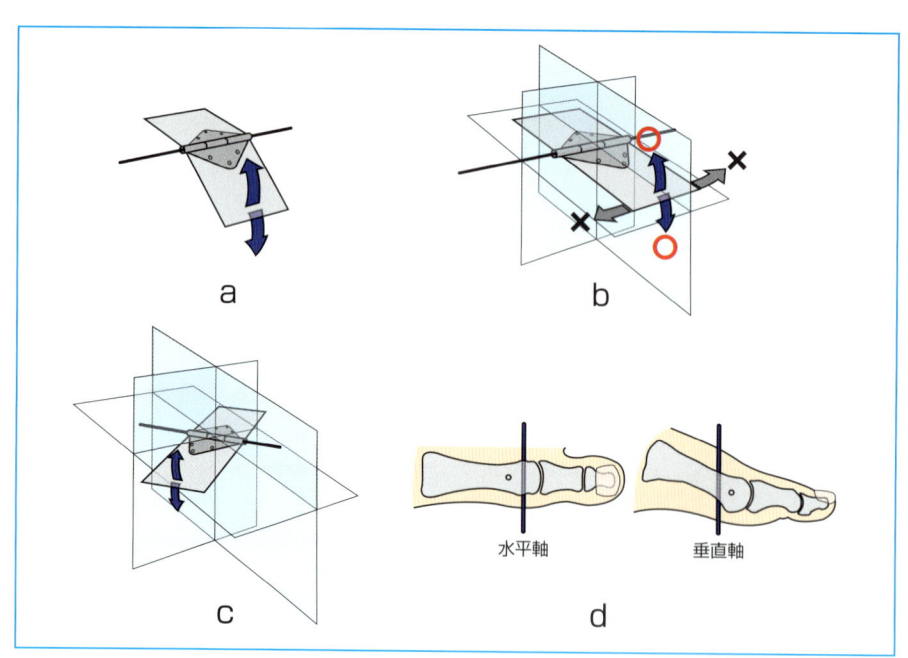

図4 関節運動の原則

a：関節運動は運動軸に対して垂直に起こる．
b：運動軸がある身体面に平行な面では関節運動が起こらない．
c：運動軸がある身体面に平行でない面で関節運動は起こる．このため，c のように，運動軸が矢状面と水平面に交わる場合，屈曲・伸展および回内・回外の運動が起こる．
d：一つの関節で運動軸を複数有することがあり，この場合，例えば中足趾節関節を例に挙げると，水平軸で屈曲・伸展の運動が起こり，垂直軸で内転・外転の運動が起こる．

(3) **足部の関節運動の種類**（図5-8）

① 矢状面運動：矢状面上で起こる関節運動をいう（図5）。運動軸が前額面と水平面に平行で、矢状面と平行でない場合に起こる運動である。

　底屈 Planterflexion　/　背屈 Dorsiflexion

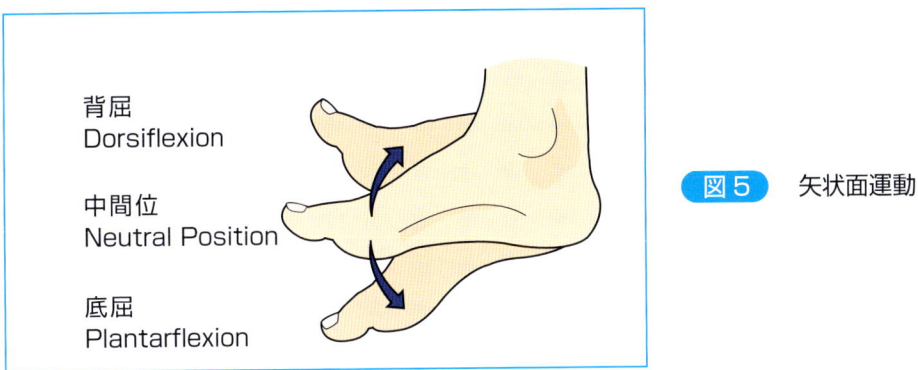

図5　矢状面運動

② 水平面運動：水平面上で起こる関節運動をいう（図6）。運動軸は前額面と矢状面に平行で、水平面と平行でない場合に起こる運動である。

　内転 Adduction　/　外転 Abduction

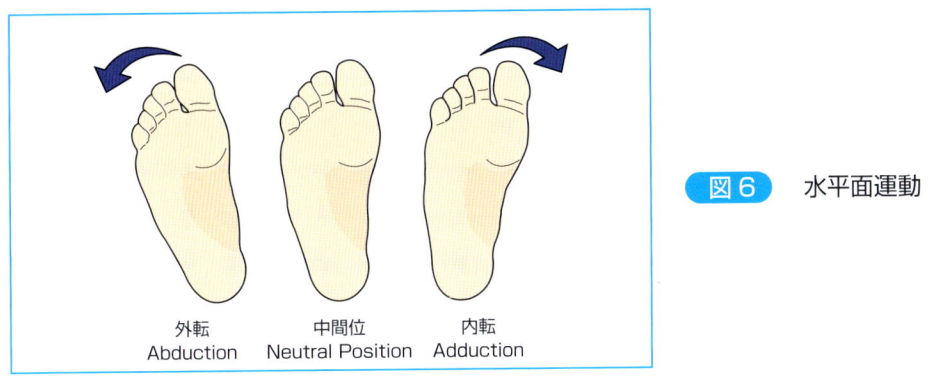

図6　水平面運動

③ 前額面運動：矢状面上で起こる関節運動をいう（図7）。運動軸は矢状面と水平面に平行で、前額面と平行でない場合に起こる運動である。

　回外 Inversion　/　回内 Eversion

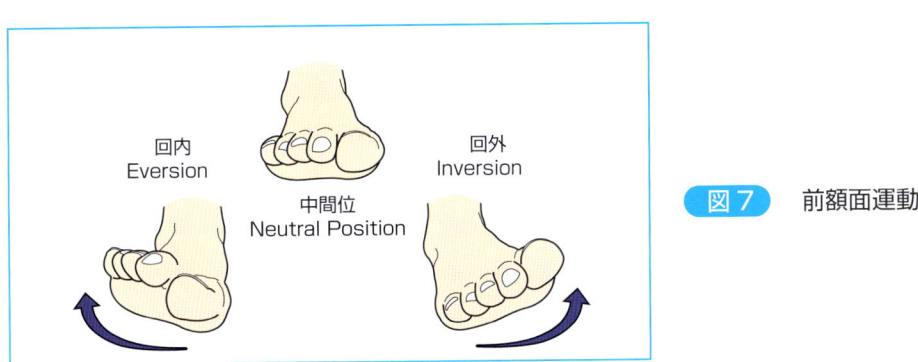

図7　前額面運動

足の機能解剖

④ 三平面運動：身体の三平面上の全てで起こる関節運動をいう（図8）。運動軸は三平面すべてと平行でない場合に起こる運動である。
　内がえし Supination　／　外がえし Pronation

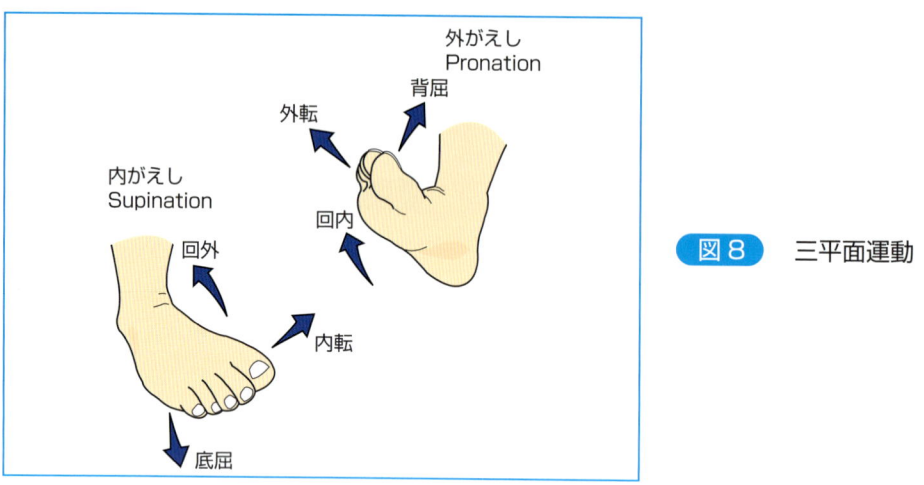

図8　三平面運動

Ⅱ. 足の各関節の機能解剖

1) 足関節（距腿関節）ankle joint

　足関節（距腿関節）は腓骨の外果関節面と脛骨の内果関節面および下関節面で構成される ankle mortice（果間関節窩）とそれに対応する距骨滑車より構成される（図9）。関節運動は底屈・背屈を主体とし、底屈60度、背屈20度の可動性を有する。

　足関節は内側では内果と距骨、踵骨、舟状骨が三角靱帯で結ばれ、内側の強固な支持機構を形成している。一方、外側では外側側副靱帯（前距腓靱帯、踵腓靱帯、後距腓靱帯）が外側の支持機構を形成している。

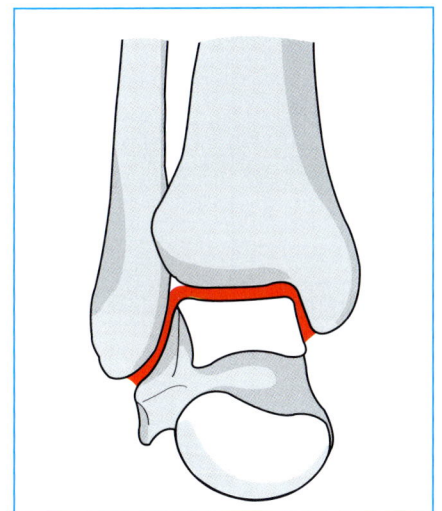

図9　足関節の構造

足関節は腓骨の外果関節面と脛骨の内果関節面および下関節面で構成される ankle mortice（果間関節窩）とそれに対応する距骨滑車より構成される.

　足関節の運動軸は前額面で下腿軸に対して約80度傾斜し、内果が外果よりも上方に位置している（図10-a）。足関節の内反捻挫が多いのは、内果が外果の上方に位置していることから内反ストレスに対して骨性にロックしにくいことと関連している。また、足関節底屈位では距骨滑車後方が ankle mortice との間で遊びが大きいために捻挫を生じやすい。

　また、足関節の運動軸は水平面で足長軸に対して約84度回旋し、内果が外果よりも前方に位置している（図10-b）。さらに、膝運動軸に対して20〜30度外旋位にあり、これは脛骨自体に生理的捻転があることによる。この脛骨の生理的な捻転は個体差があり、また個人のなかでも左右差があることを知っておかなければな

らない。このように運動軸が外旋位にあるため、足関節背屈に伴って足部は回内し、底屈に伴って足部は回外する。このため、臨床的にも背屈位荷重が過剰な症例では足部は回内変形していることが多い。逆に、底屈位荷重が過剰な症例では足部は回外変形していることが多い。

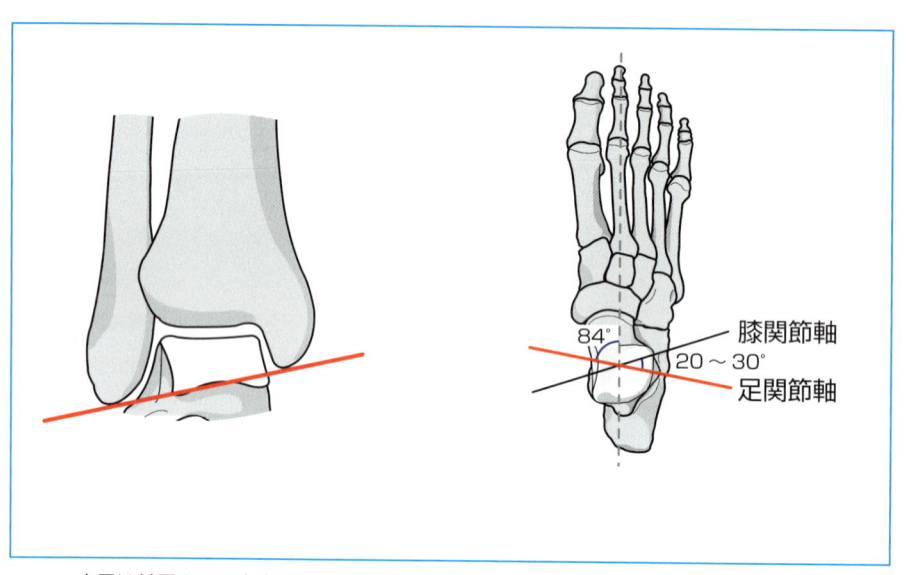

a：内果は外果よりも上方に位置する．

b：水平面で足長軸に対して約84度回旋し、足関節軸は膝関節軸に対して20-30度外旋位にある．

図10　足関節（距腿関節）の運動軸

距骨滑車は前方に広く、後方に狭い構造になっている（図11）。このため、背屈の際には ankle mortice が押し広げられ、遠位脛腓関節で腓骨は開排、挙上、内旋する。一方、底屈すると集錬、下制、外旋する（図12）。

こうしたことから、臨床的には腓骨を徒手的に内旋・挙上方向に誘導すると足関節背屈可動域は大きくなり、逆に徒手的に外旋・下制方向に誘導すると背屈可動域は小さくなる。

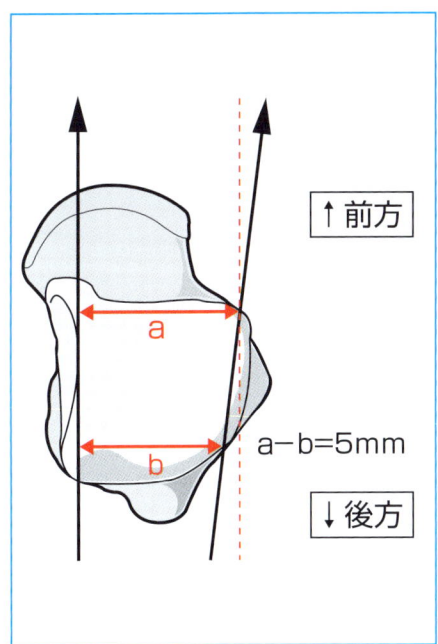

図11 距骨滑車の構造

距骨滑車は前方に広く，後方に狭い構造になっているため，背屈の際にはankle morticeが押し広げられる．

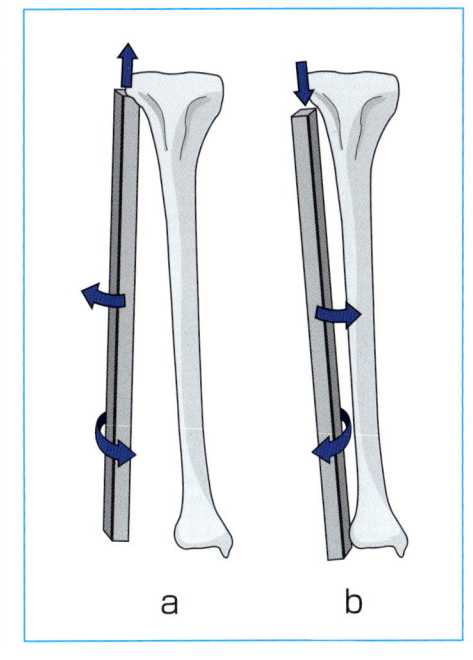

図12 遠位脛腓関節の関節運動

a：背屈の際には，腓骨は開排，挙上，内旋する．
b：底屈の際には，腓骨は集錬，下制，外旋する．

【運動連鎖】
● 足関節背屈 → 遠位脛腓関節で腓骨は開排・挙上・内旋
● 足関節底屈 → 遠位脛腓関節で腓骨は集錬・下制・外旋

　ankle mortice は、前後の脛腓靭帯と下腿骨間膜によって脛骨と腓骨が連結され、わずかな可動性を有している（図13）。Scranton[2]は荷重時のX線計測から腓骨が2.4mm下降することを指摘している。これは足部アーチ形成に寄与する長腓骨筋、後脛骨筋、長母趾屈筋が緊張し腓骨を引き下げるためである。これにより、ankle mortice を深くすると同時に15～20度斜走している下腿骨間膜が緊張し、荷重時のankle mortice の安定性を強化している。

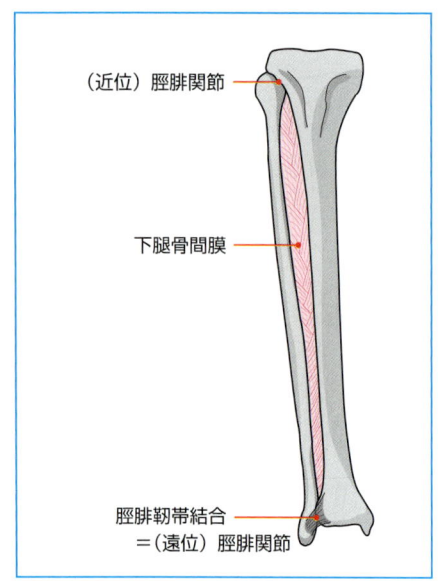

図13 ankle mortice（果間関節窩）の支持機構

ankle morticeは，前後の脛腓靱帯と下腿骨間膜によって脛骨と腓骨が連結されわずかな可動性を有している．

●**実技 1**：内外果下方へパッドを当て果部誘導を行い歩いてみよう（図 14）。

前述のごとく、ankle mortice での脛腓間にはわずかな可動性を有している。入谷式足底板では直接的評価として下記の方法で ankle mortice での脛骨および腓骨の誘導を行う。ここで実際に、外果および内果への誘導を行ってみよう。

外果挙上誘導：外果を挙上する場合、ソフト 3mm のポロン※を縦 10mm ×横 30mm 程度に切り外果下端に当て、25mm 巾のテーピングを用いて外果を持ち上げるように固定する（図 14-a）。その際、前方側のテーピングは上方に持ち上げ、後方側はわずかに上げる程度に巻くのがポイントである。外果を挙上することで内果と外果の高低差が小さくなり、回外は小さく、回内は大きくなる。このため、外果挙上誘導を行い歩いてみると、足部での外側荷重が制動される感覚が得られるはずである。

内果挙上誘導：内果を挙上する場合、上記のパッドとテーピングを用いて内果下端にパッドを当て、内果を持ち上げるように固定する（図 14-b）。その際、外果挙上誘導同様に前方側を持ち上げ、後方側はわずかに上げる程度に巻くのがポイントである。内果を挙上することで内果と外果の高低差がさらに大きくなり、回外は大きく、回内は小さくなる。このため、内果挙上誘導を行い歩いてみると、足部での外側荷重が促される感覚が得られるはずである。

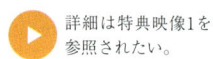

詳細は特典映像1を参照されたい。

※ ポロン
クッション性に優れ、圧縮残留歪が少ないウレタン素材。

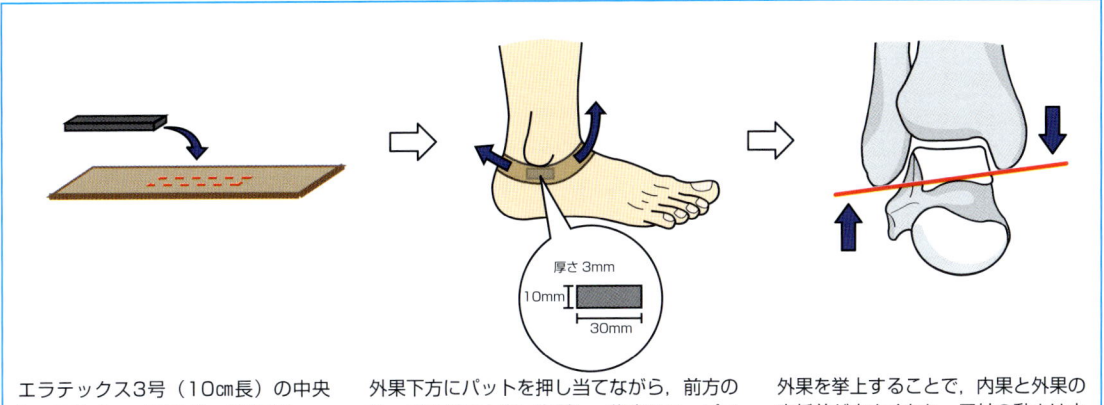

a：外果挙上誘導

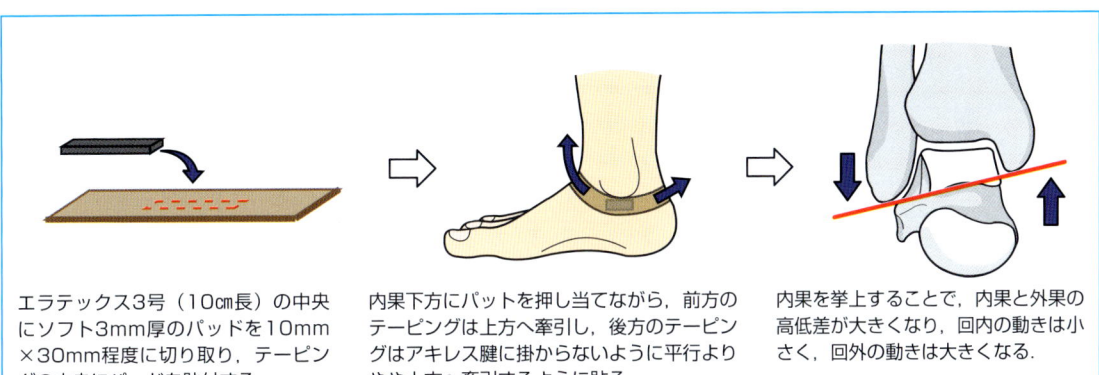

b： 内果挙上誘導

図14　果部誘導テーピング

2) 距骨下関節 subtalar joint

距骨下関節は解剖学的に複雑な形態をしており、距骨と踵骨の間で、前・中・後の距踵関節から構成される（図15）。距骨下関節の運動軸は距骨頭と踵骨外側を通り、遠位・内側・背側から近位・外側・底側に向かって走行している。水平面に対して42度、矢状面に対して16度の角度を成している（図16）。距骨下関節の運動軸は身体の三平面すべてと交わるため、（三平面軸）、三平面すべてで関節運動が生じる（三平面運動）。すなわち、内がえし（supination）と外がえし（pronation）が生じる。ただし、臨床的にはこの三平面運動を捉えることは困難なために、前額面運動に置き換えて、回外（inversion）と回内（eversion）として捉えてもよい。

距骨下関節の回外は足関節を底屈させ、回内は足関節を背屈させる。Farabeufは距骨下関節の運動を"舟のゆれ"に例え、縦ゆれ・回転ゆれ・横ゆれの一体化した運動であると表現している（図17）。

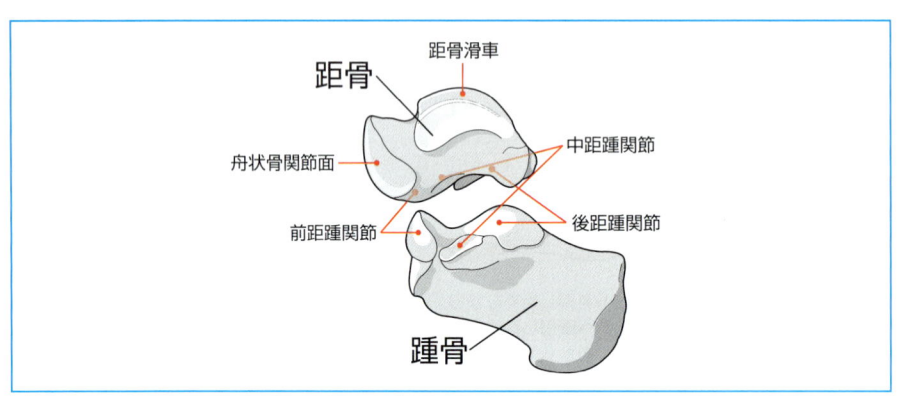

図15 距骨下関節
解剖学的に非常に複雑な形態をしており，距骨と踵骨の間で前・中・後の距踵関節から構成される．

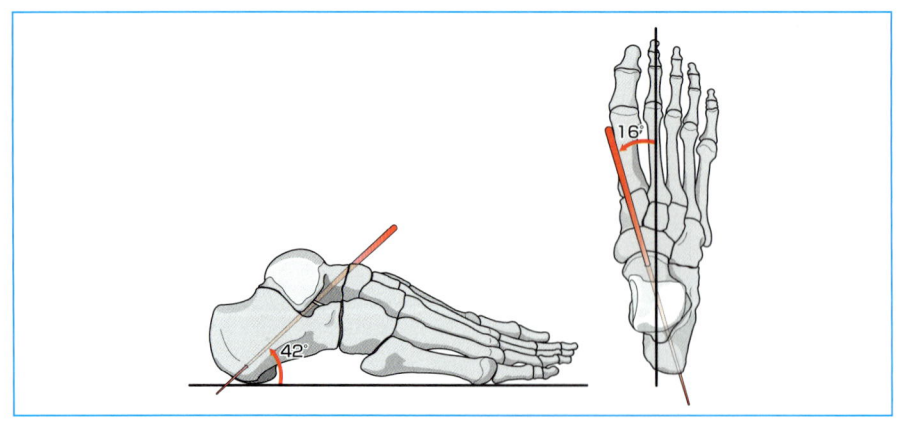

図16 距骨下関節の運動軸
三平面すべてに角度を有する三平面軸で，距骨頭と踵骨外側を通り，遠位・内側・背側から近位・外側・底側に向かって走行している．

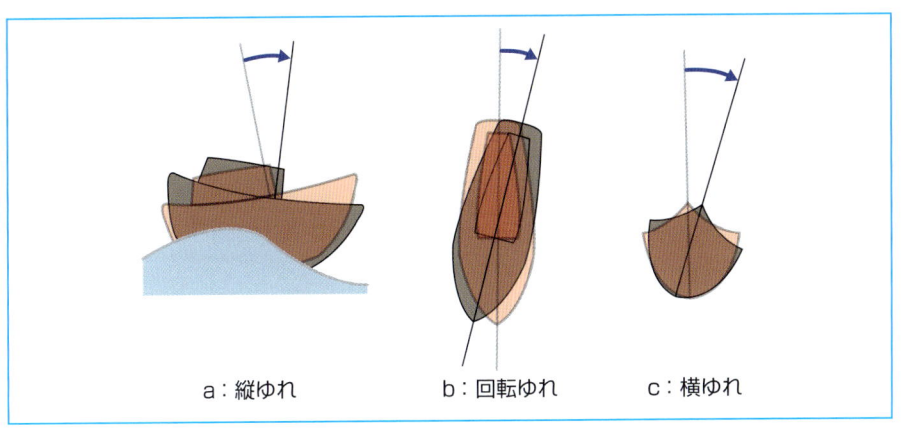

図17 距骨下関節の動き

距骨下関節の動きは"舟のゆれ"に例えられる.

また、距骨下関節の重要な概念として、距骨下関節中間位がある。これは距骨下関節の回外位と回内位を区分する理想的な足部肢位と定義される。通常、距骨下関節は約30度の可動域を有している。そのうち2/3は回外、1/3は回内に使用され、その境界点を距骨下関節中間位という（図18）。臨床的な典型例を挙げると、麻痺性足では距骨下関節の回外可動性が大きく回内可動性が制限されていることが多く、距骨下関節中間位は回外位にある。一方、リウマチ足では距骨下関節の回内可動性が大きく回外可動性が制限されていることが多く、距骨下関節中間位は回内位にある。

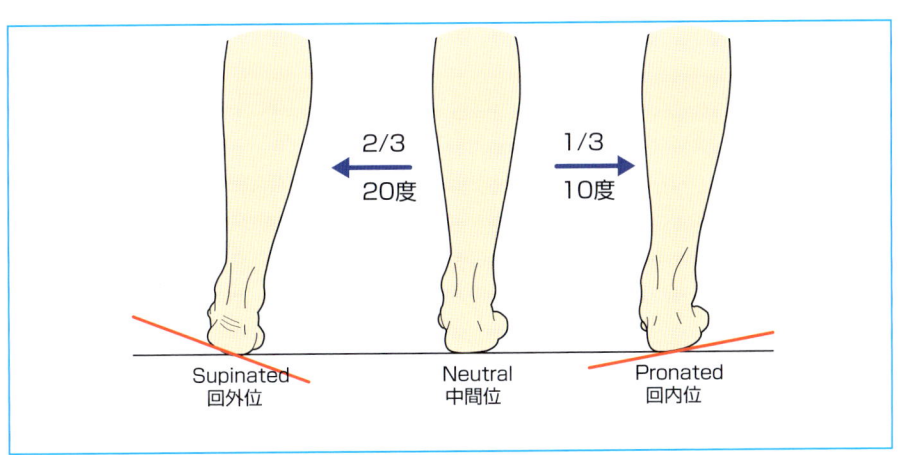

図18 距骨下関節中間位

距骨下関節は約30度の可動域を有し，そのうち2/3は回外，1/3は回内に使用される．その境界点を距骨下関節中間位という．

また、下腿の回旋と距骨下関節の運動は密接に関係している。特に荷重時では、下腿内旋には距骨下関節の外がえしを伴い、下腿外旋には内がえしを伴う。すなわち、下腿内旋に伴い距骨が内転・底屈し、踵骨が回内する。また、下腿外旋に伴い距骨が外転・背屈し、踵骨が回外する（図19）。

【運動連鎖】
● 距骨下関節内がえし　⟷　下腿外旋
● 距骨下関節外がえし　⟷　下腿内旋

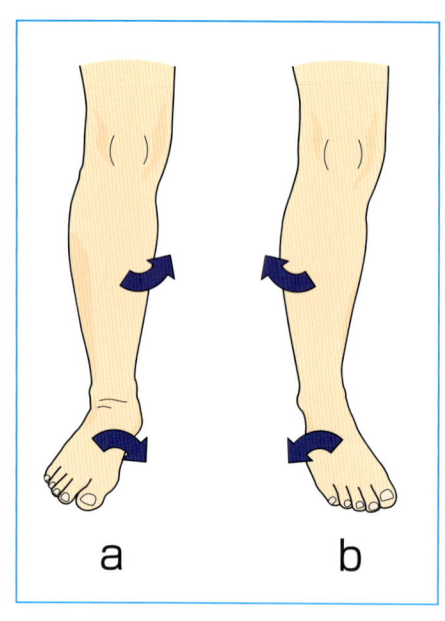

図19　距骨下関節と下腿の回旋との関係
a：下腿内旋には距骨下関節の外がえしを伴う．
b：下腿外旋には距骨下関節の内がえしを伴う．

　歩行動作において、距骨下関節肢位が影響を与える時期は、後足部を中心に荷重される踵接地から立脚中期前半までである。
　ダイナミックな荷重動作では体重が前方に乗ると、下肢と骨盤は前方への回旋が促される。正常の歩行動作ではこの時期に体重が前方移動するため、下肢は内旋し骨盤は前方回旋する。このとき、下腿骨、大腿骨、骨盤の順に前方回旋量は大きいため、相対的にこの時期の膝関節は内旋位、股関節も内旋位になる（図20）。

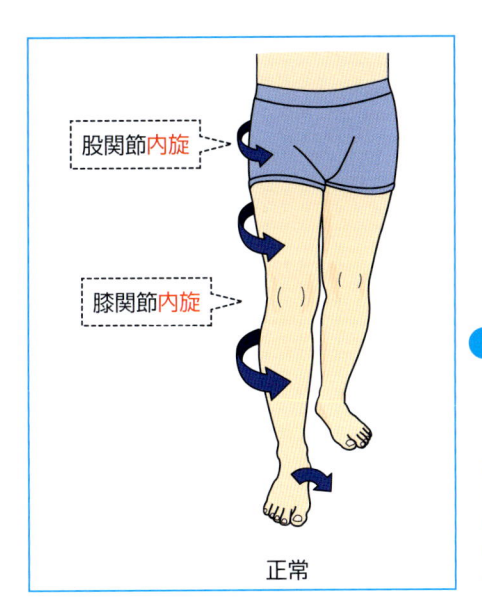

図20 正常歩行における立脚相
（踵接地から中期前半まで）での
下肢と骨盤の運動連鎖（回旋系）

正常の歩行動作ではこの時期に体重が前方移動するため、下肢は内旋し、骨盤は前方回旋する．このとき、下腿骨，大腿骨，骨盤の順に前方回旋量は大きいため，相対的にこの時期の膝関節は内旋位，股関節も内旋位になる．

　この時期に正常（図21-a）と比較して距骨下関節を回外した場合、下腿骨は内旋方向への運動が制限される。ただし、距骨下関節回外に伴い接地期の適正な衝撃吸収が足部で行われないため、この時期の体重の前方移動は早まる。このため、下腿骨より上の大腿骨や骨盤では前方への回旋運動が促される（図21-b）。また、立脚前半での体重移動が早まるために、立脚前半は早期に終え、立脚後半が長くなる。したがって、距骨下関節を回外した場合、立脚後半にも強く影響を及ぼすことを念頭に置く必要がある。

　こうしたことから、下腿骨、大腿骨、骨盤の相対的な回旋量は正常の歩行動作とは異なり、また、各関節の相対的な回旋も変わってくる。すなわち、正常と比較して下腿骨の内旋は小さくなり、相対的に膝関節は外旋位になる。また、大腿骨と骨盤では前方への回旋運動が大腿骨の方が大きく、相対的に股関節は内旋位になる。各関節の回旋については、上下の骨の相対関係で決まるためにこうした現象が生じる。

　一方、この時期に正常と比較して距骨下関節を回内した場合、下腿骨には内旋方向への運動が促される。ただし、距骨下関節回内に伴い接地期の体重の前方移動は遅延する。このため、下腿骨より上の大腿骨や骨盤では前方への回旋運動が抑制される（図21-c）。また、立脚前半での体重の前方移動が遅延するために、立脚前半の動きが長く維持される。したがって、距骨下関節を回内した場合、立脚前半に強く影響を及ぼすことを念頭に置く必要がある。

　こうしたことから、下腿骨、大腿骨、骨盤の相対的な回旋量は正常の歩行動作とは異なり、距骨下関節回外した場合と逆の現象が生じる。すなわち、相対的に膝関節内旋位、股関節外旋位になる。

　著者の臨床経験でも、距骨下関節の誘導と下肢の回旋との関連性は強く、特に股関節の回旋との関連性が強い。具体的には、距骨下関節回外誘導すると荷重位での股関節内旋可動域は大きくなり、距骨下関節回内誘導すると荷重位での股関節外旋が大きくなる。

a：正常　　　　　　　　　b：距骨下関節回外　　　　　　c：距骨下関節回内

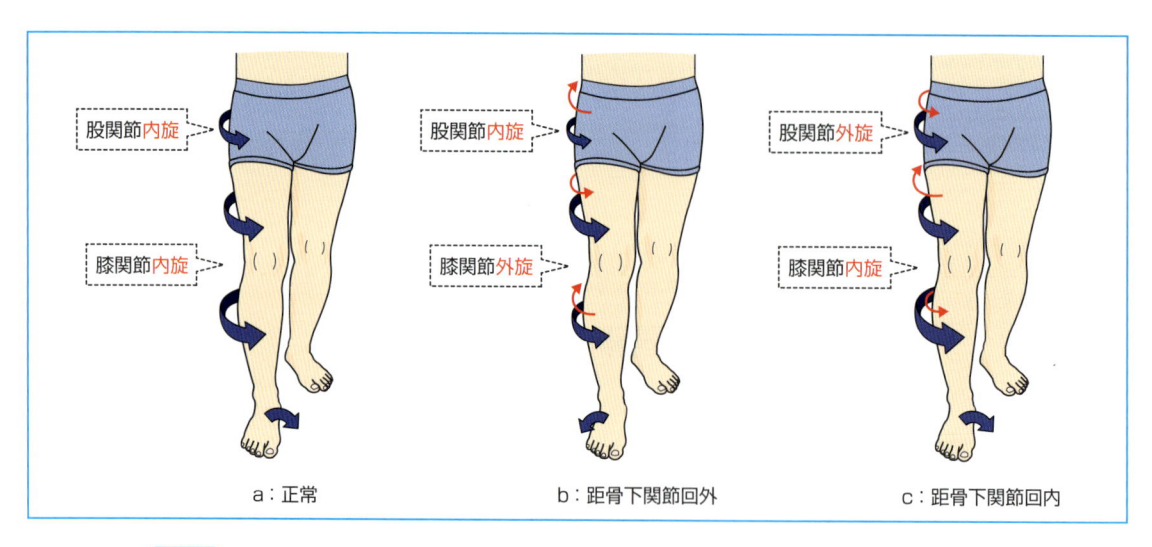

図21　立脚相（中期前半）での距骨下関節の運動に伴う運動連鎖（回旋系）

距骨下関節回外は膝関節外旋，股関節内旋させる．一方，距骨下関節回内は膝関節内旋，股関節外旋させる．
※赤矢印は下位分節に対する相対的な運動方向を示す．

●**実技2**：距骨下関節の誘導テーピングを行い歩いてみよう（図22-24）。

入谷式足底板では直接的評価として下記の方法で距骨下関節の回外および回内誘導を行う。ここで実際に距骨下関節の誘導を行ってみよう。

伸縮性の50mm巾のテーピングを用いて、距骨下関節誘導テーピングを行う（図22）。

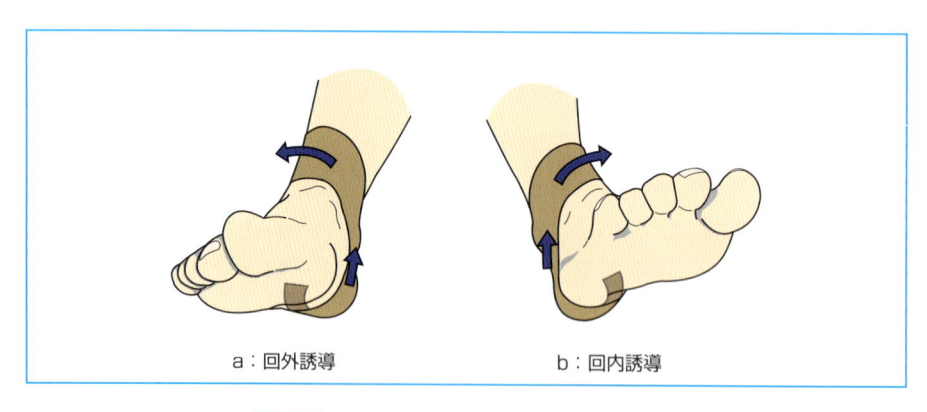

詳細は特典映像2を参照されたい。

a：回外誘導　　　　　　　　b：回内誘導

図22　距骨下関節の誘導テーピング

＊DE-50　伸縮性テーピングを使用して，距骨下関節の誘導テーピングを行う．

<u>距骨下関節回外誘導</u>：距骨下関節回外位かつ足関節中間位に保持させ（図23-a）、踵後外側から内果下方を通過し、下腿の前外側方向に向かってテーピングに張力を加えずに螺旋状に巻く（図23-b）。その際に足関節部を越えたところでほぼ水平に方向を変えることがポイントである（図23-c）。

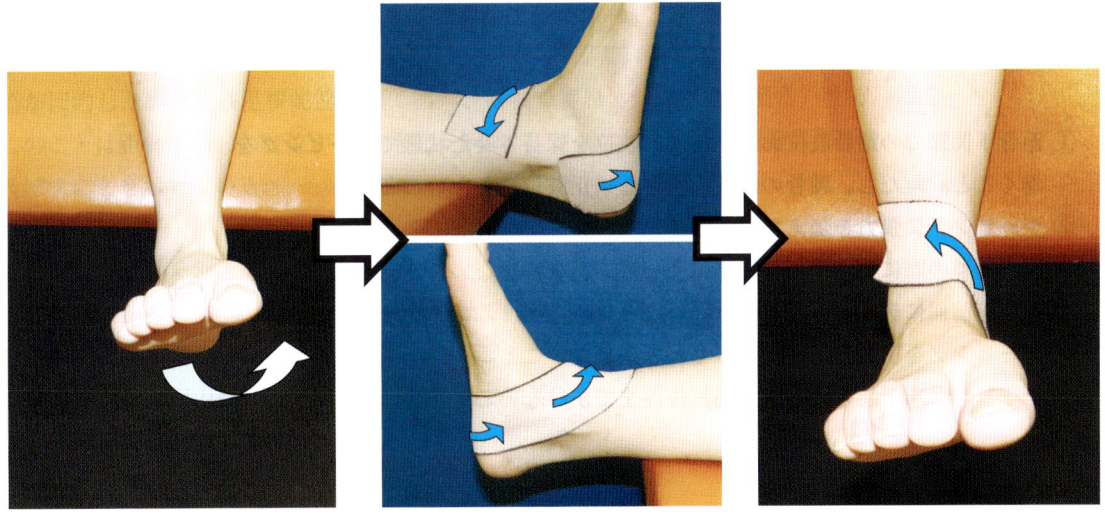

a：距骨下関節での踵骨を軽度回外位かつ足関節を中間位に保持する．

b：踵後外側から内果下方を通過し，下腿前外側方向に向かってテーピングに張力を加えないで，螺旋状に巻く．

c：ポイントは，足関節前面を越えたところで，ほぼ水平に向きを変えることである．

図23 距骨下関節回外誘導テーピング

<u>距骨下関節回内誘導</u>：距骨下関節回内位かつ足関節中間位に保持させ（図24-a），踵後内側から立方骨下端を通過し，下腿前内側方向に向かってテーピングに張力を加えずに螺旋状に巻く（図24-b）。巻くポイントは上記と同様である（図24-c）。

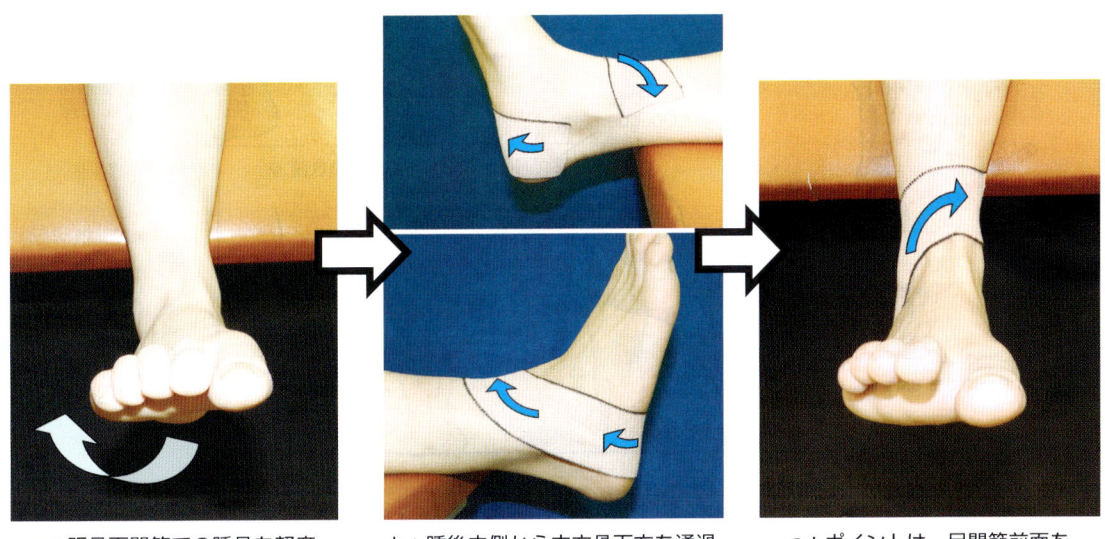

a：距骨下関節での踵骨を軽度回内位かつ足関節を中間位に保持する．

b：踵後内側から立方骨下方を通過し，下腿前内側方向に向かってテーピングに張力を加えないで，螺旋状に巻く．

c：ポイントは，足関節前面を越えたところで，ほぼ水平に向きを変えることである．

図24 距骨下関節回内誘導テーピング

この横足根関節による足部の柔軟性や固定性の変化は、歩行立脚相での機能的役割と関係している。接地期では距骨下関節は回内し横足根関節の可動性を高め柔軟な足部を形成し、接地に伴う衝撃を吸収する役割として機能している。一方、推進期では距骨下関節は回外し横足根関節の可動性を制限し強固な足部を形成し、推進するためのテコとして機能している。

4） 足根中足関節（tarsometatarsal joint）および 列（Ray）

足根中足関節はリスフラン関節とも呼ばれ、3個の楔状骨と第1から第3中足骨、立方骨と第4・第5中足骨が各々関節を成している（図27）。

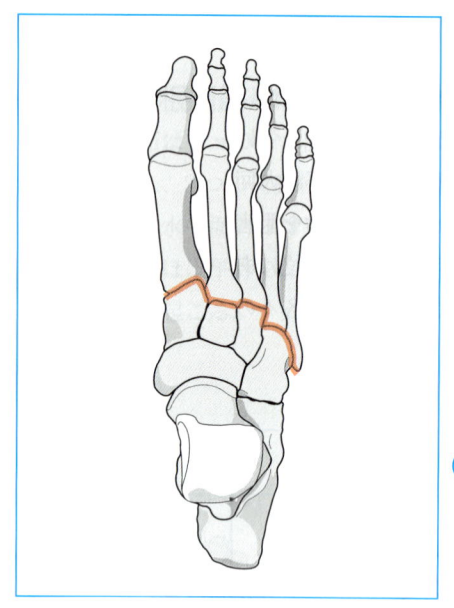

図27 足根中足関節
（リスフラン関節）

第1から第5中足骨の運動は、一般に列（Ray）という中足骨の機能ユニットとして捉えられている。足部に関する欧米の文献を目にすると、よく"Ray"という言葉が出てくるが、これは"列"のことを意味する。本書では第1から第5中足骨の運動を列の運動として統一して表現する。

列の運動は図28のように、徒手的に各々の中足骨を動かしてみると中足骨頭の動きではっきりと確認することができる。この図では、第1列の動きを確認している。

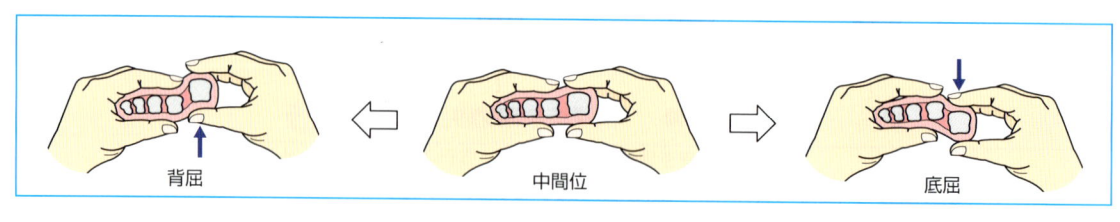

背屈　　　中間位　　　底屈

図28 列の運動
徒手的に各々の中足骨を動かしてみると中足骨頭の動きではっきりと確認することができる．

第1列は内側楔状骨と第1中足骨からなり、運動軸が水平面に平行で、矢状面と前額面から45度に等分角された位置にある。すなわち、遠位・外側から近位・内側に向かって走行している（図29）。このため、底屈と回内が同時に、また背屈と回外が同時に生じる。また、第1列の可動性は距骨下関節の肢位に影響し、距骨下関節回内位では第1列の可動性は増加し、回外位で減少する（図30）。

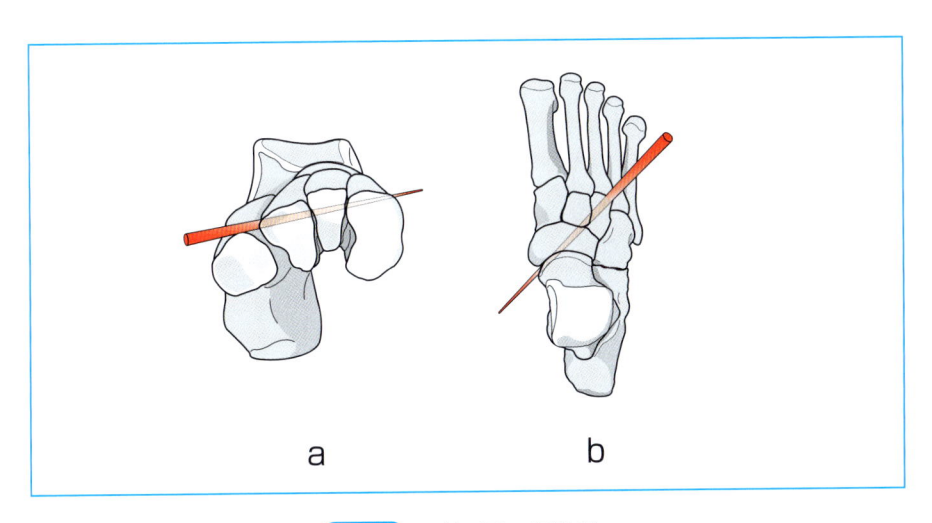

図29　第1列の運動軸
a：水平面に対してほぼ平行な位置を走行．
b：矢状面と前額面に対して約45度の等分角した位置を走行．
　※ aは前方から見たリスフラン関節の断面図

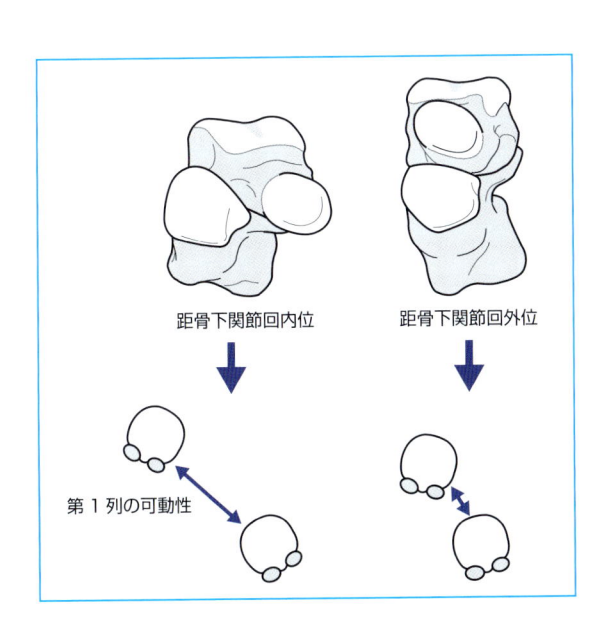

図30　距骨下関節肢位と第1列の可動性との関係
第1列の可動性は距骨下関節の肢位に影響し，回内位で第1列の可動性は増加し，回外位で減少する．
※ 図の上段は前方から見た横足根関節の断面図

第2列から第4列は運動軸が水平面と前額面に平行な位置にあり矢状面上で底背屈運動が生じる。このうち第2中足骨底は内外の楔状骨に挟まれた形態をして、関節運動が最も少ない（図31）。このような形態特性に加え、同部での強力な足底靭帯および後脛骨筋腱により保護されている。このため、立脚相での床反力がもたらす足部を背屈する力に抵抗している。

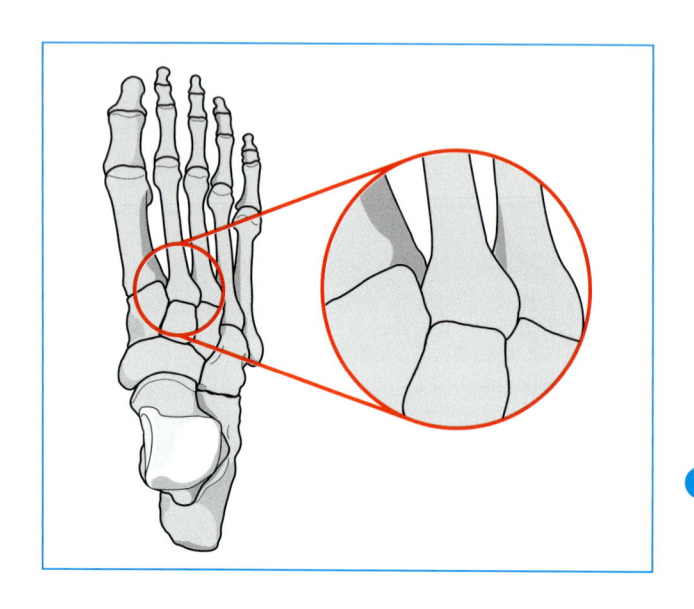

図31 第2列の構造

第2中足骨底は内外の楔状骨に挟まれた形態をして，関節運動が最も少ない．

　第5列の運動軸は距骨下関節と同一方向に走行している。すなわち遠位・内側・背側から近位・外側・底側に向かって走行している（図32）。このため、距骨下関節と同様に三平面運動が生じ、内がえしおよび外がえし運動を行う。

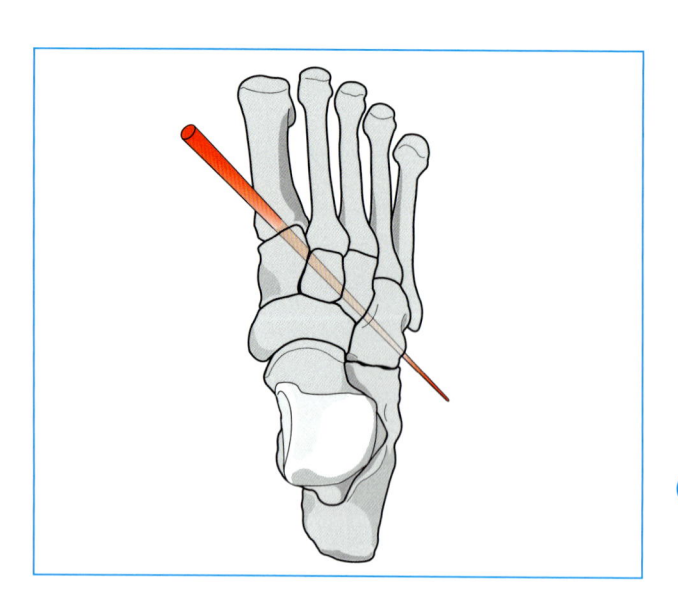

図32 第5列の運動軸

遠位・内側・背側から近位・外側・底側に向かって走行している．

歩行動作では前足部に荷重が加わり始める立脚中期後半から、第1列の運動は身体動作に影響を与える。正常な歩行動作ではこの時期に踵が床面から離れ距骨下関節は大きく回外する。これに伴い下肢の外旋と骨盤の後方回旋が生じる。このとき、下腿骨、大腿骨、骨盤の順に後方への回旋量は大きいため、相対的にこの時期の膝関節は外旋位、股関節も外旋位になる（図33）。また、距骨下関節回外に連なり、足部内側は床面から離れようとするが第1列が底屈することで、前足部内側は床面接地を維持する。

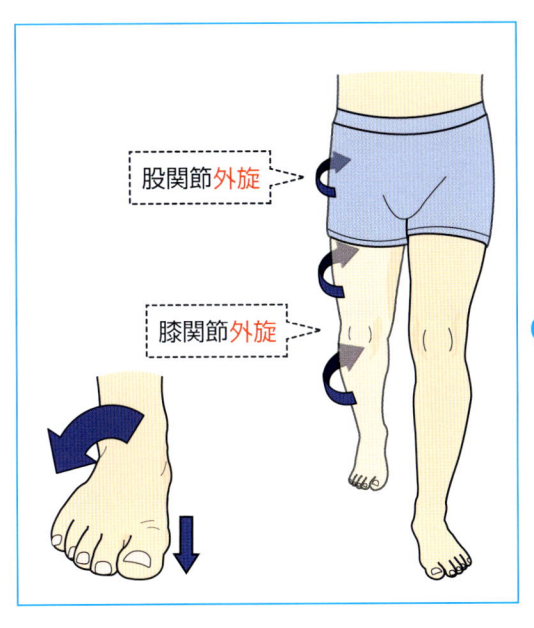

図33　正常歩行における立脚相（中期後半から）での下肢と骨盤の運動連鎖（回旋系）

正常な歩行動作ではこの時期に踵が床面から離れ距骨下関節は大きく回外する．これに伴い下肢の外旋と骨盤の後方回旋が生じる．このとき，下腿骨，大腿骨，骨盤の順に後方への回旋量は大きいため，相対的にこの時期の膝関節は外旋位，股関節も外旋位になる．

　この時期に正常（図34-a）と比較して第1列底屈した場合、母趾球である足底内側荷重が増加するために、この時期の体重の前方移動を早くし、下肢と骨盤の後方への回旋は抑制される。すなわち、正常と比較すると下肢の内旋と骨盤の前方回旋方向の運動が促され、このとき前方への回旋方向の運動は下腿骨で最も促される（図34-b）。このため、膝関節は正常歩行と比較すると相対的に内旋位になる。

　一方、この時期に正常（図34-a）と比較して第1列背屈した場合、母趾頭荷重になるために、この時期の体重の前方移動を遅延させ、下肢の外旋と骨盤の後方回旋方向の運動が促され、このとき後方への回旋方向の運動は下腿骨で最も大きくなる（図34-c）。このため、膝関節は正常歩行と比較すると相対的に外旋位になる。

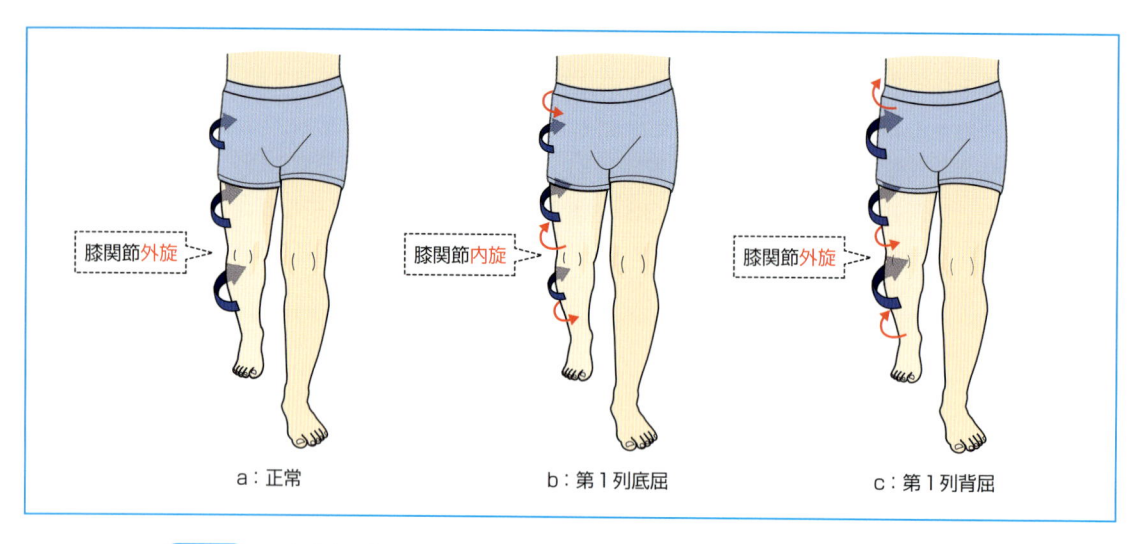

図34 立脚相（中期後半）での第1列の運動に伴う運動連鎖（回旋系）
第1列底屈は膝関節内旋させる．一方，第1列背屈は膝関節外旋させる．
※赤矢印は下位分節に対する相対的な運動方向を示す．

a：正常　　b：第1列底屈　　c：第1列背屈

●**実技3**：第1列の関節誘導テーピングを行い歩いてみよう（図35-37）。

入谷式足底板では直接的評価として下記の方法で第1列の底屈および背屈誘導を行う。ここで実際に、下記の方法にしたがって誘導を行ってみよう。

25mm巾の伸縮性のテーピング（エラテックス3号）を10cmの長さに切り、第1列の関節誘導を行う（図35）。

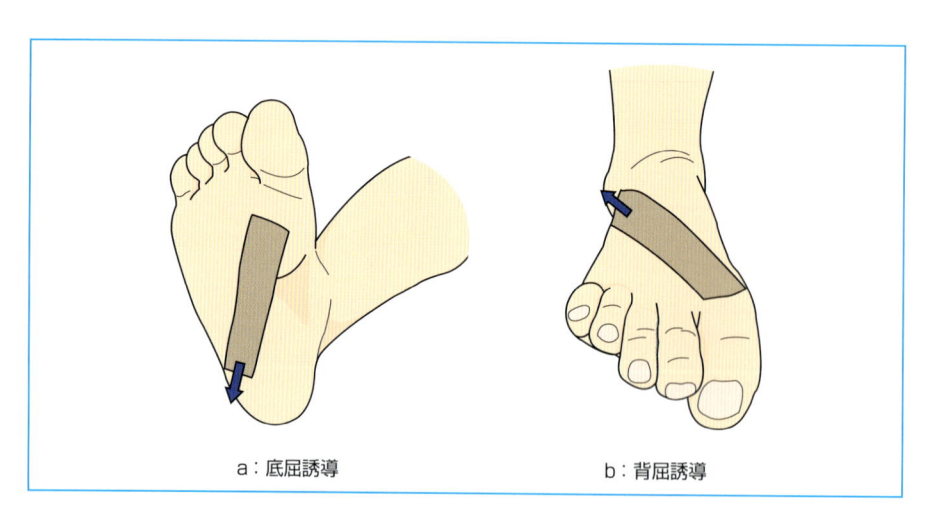

▶ 詳細は特典映像3を参照されたい。

a：底屈誘導　　b：背屈誘導

図35 第1列の関節誘導テーピング
25mm巾の伸縮性テーピング（エラテックス3号）を10cmの長さに切り，第1列の関節誘導を行う．

足の機能解剖

38

<u>第1列底屈誘導</u>：足関節を軽度底屈位で足趾を伸展位にする（図36-a）。この肢位を保持したまま母趾の付け根である第1中足骨頭遠位底側から、第5中足骨近位端底側内方に向かってテーピングを貼る（図36-b）。

<u>第1列背屈誘導</u>：足関節を軽度背屈位で足趾を屈曲位にする（図37-a）。この肢位を保持したまま母趾の付け根である第1中足骨頭遠位・背側から、第5中足骨近位端背側内方に向かってテーピングを貼る（図37-b）。

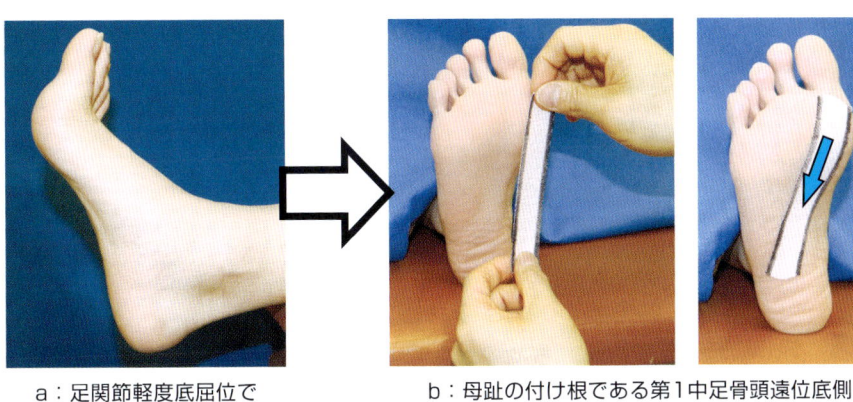

a：足関節軽度底屈位で足趾を伸展位に保持する．

b：母趾の付け根である第1中足骨頭遠位底側から，第5中足骨近位端底側内後方に向かってテーピングを貼る．

図36　第1列底屈誘導テーピング

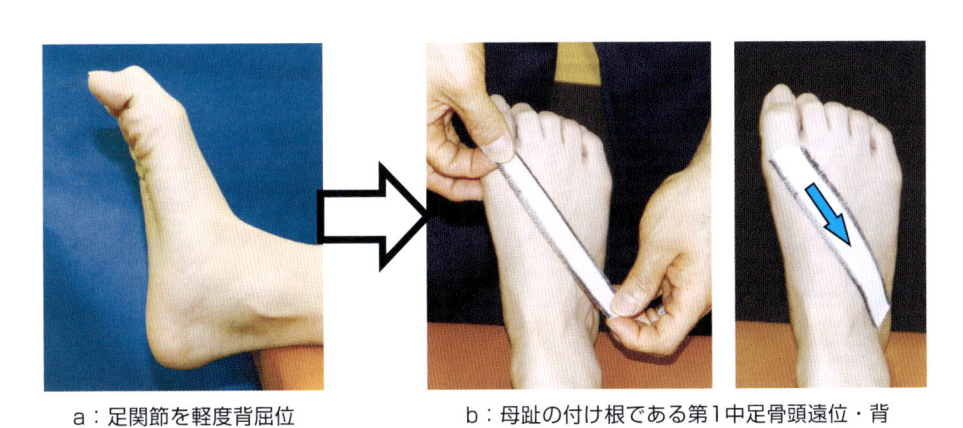

a：足関節を軽度背屈位で足趾を屈曲位に保持する．

b：母趾の付け根である第1中足骨頭遠位・背側から，第5中足骨近位端背側内後方に向かってテーピングを貼る．

図37　第1列背屈誘導テーピング

足の機能解剖

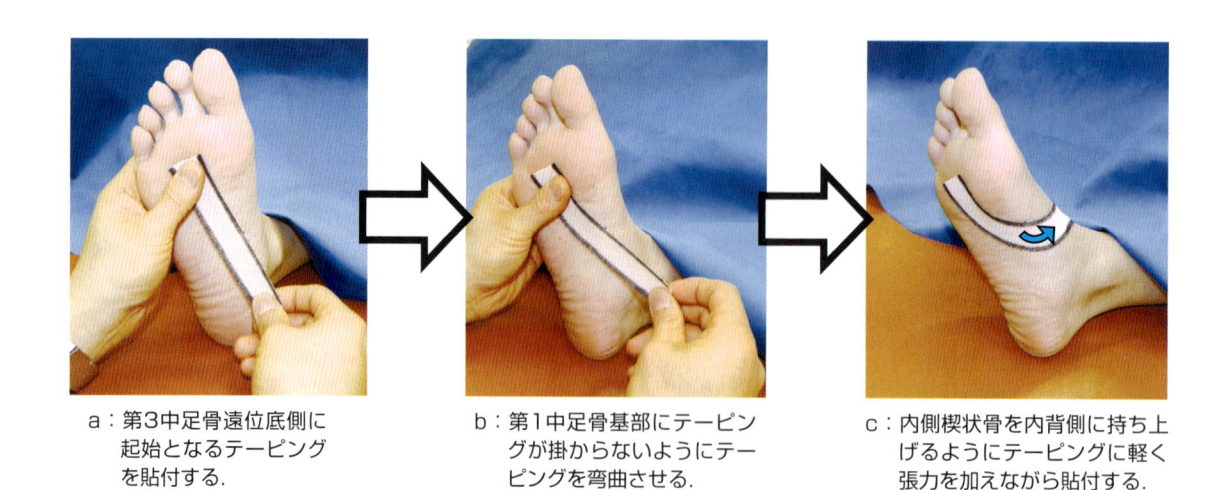

●**実技4**：内側楔状骨矯正誘導テーピングを行い歩いてみよう（図38, 39）。

また、第1列の機能ユニットには内側楔状骨も含まれており、この部位も歩行立脚中期後半での体重移動に重要な役割をしている。入谷式足底板では直接的評価として下記の方法で内側楔状骨矯正誘導を行う。ここで実際に、下記の方法にしたがって誘導を行ってみよう。

25mm巾の伸縮性のテーピング（エラテックス3号）を10cmの長さに切り、内側楔状骨の矯正（挙上）誘導を行う（図38）。

▶ 詳細は特典映像4を参照されたい。

内側楔状骨を内背側に向かって持ち上げるようにテーピングを貼る。

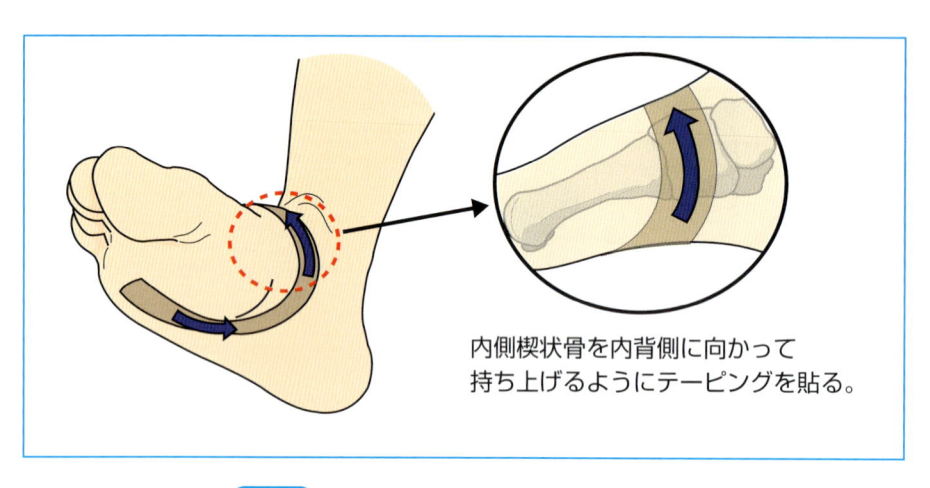

図38 内側楔状骨矯正誘導テーピング

内側楔状骨矯正誘導：第3中足骨頭遠位底側から内側楔状骨を内背側に向かって持ち上げるようにテーピングを貼る（図39）。

a：第3中足骨遠位底側に起始となるテーピングを貼付する．

b：第1中足骨基部にテーピングが掛からないようにテーピングを弯曲させる．

c：内側楔状骨を内背側に持ち上げるようにテーピングに軽く張力を加えながら貼付する．

図39 内側楔状骨矯正誘導テーピング

●**実技5**：第5列の関節誘導テーピングを行い歩いてみよう（図40-42）。

入谷式足底板では直接的評価として第5列についても下記の方法で内がえしおよび外がえし誘導を行う。ここで実際に、下記の方法にしたがって誘導を行ってみよう。

25mm巾の伸縮性のテーピング（エラテックス3号）を10cmの長さに切り、第5列の関節誘導を行う（図40）。

▶ 詳細は特典映像5を参照されたい。

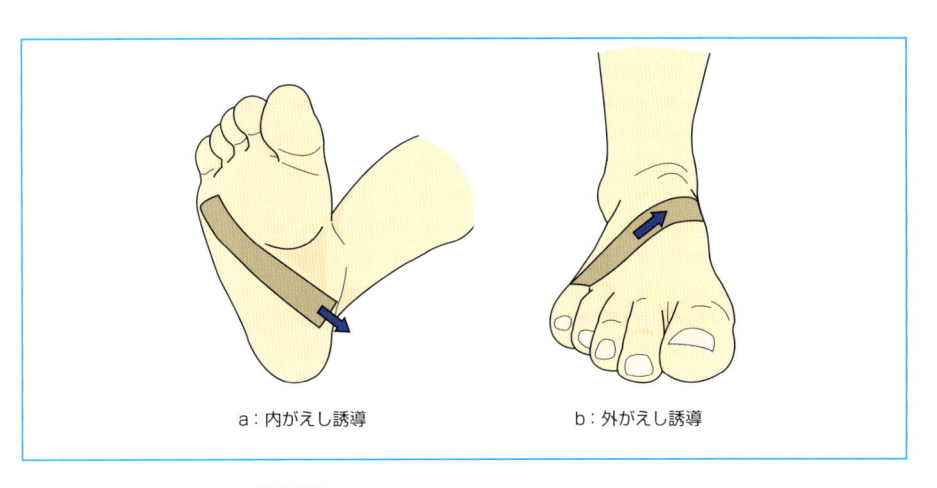

a：内がえし誘導　　b：外がえし誘導

図40　第5列の関節誘導テーピング

第5列内がえし誘導：第5中足骨頭遠位底側から舟状骨底側の後内側にテーピングを貼る。舟状骨底側の後方にある小さな凹みに向かって貼ることがポイントである（図41）。

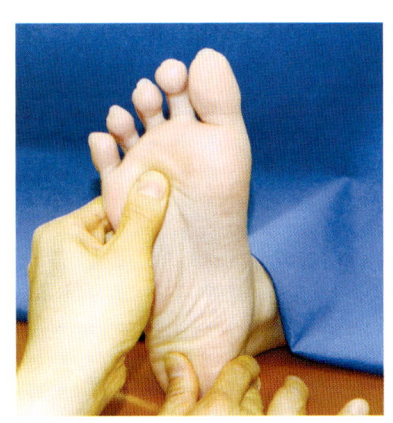

a：徒手にて第5列を内がえし肢位に誘導する．

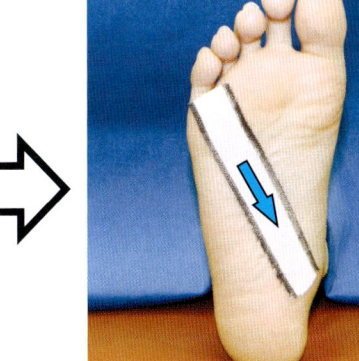

b：第5中足骨頭遠位底側から舟状骨底側の後内側に軽く張力を加えてテーピングを貼る．

図41　第5列の内がえし誘導テーピング

足の機能解剖

41

第5列外がえし誘導：足底面を床に接地させた状態で、小趾の付け根である第5中足骨頭遠位背側から、舟状骨背側の後内側にテーピングを貼る。内果下方に向かって貼ることがポイントである（図42）。

a：足底を床に接地させ，膝関節を軽度外反させた状態にする．

b：第5中足骨頭遠位背側から舟状骨背側の後内側へ軽く張力を加えながらテーピングを貼る．

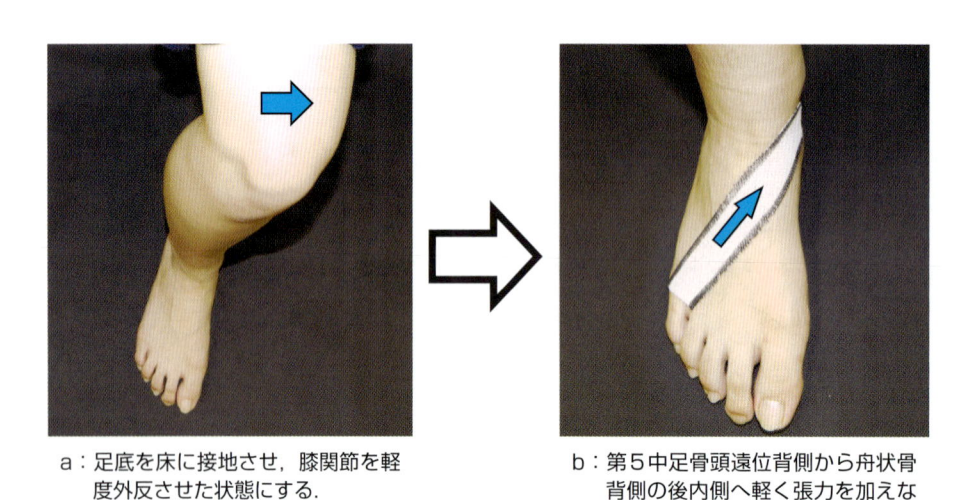

図42 第5列の外がえし誘導テーピング

5) 中足趾節関節 metatarsophalangeal joint

中足趾節関節は5つの中足骨とそれに対応する基節骨とで構成される。背屈角度は約90度、底屈角度は約30度である。運動軸は水平軸と垂直軸の2つから成る（図43）。水平軸は前額面と水平面に平行で、矢状面上で関節運動が生じる。垂直軸は矢状面と前額面に平行で、水平面上で関節運動が生じる。すなわち、水平軸で底背屈運動、垂直軸でわずかな内外転運動が起こる。

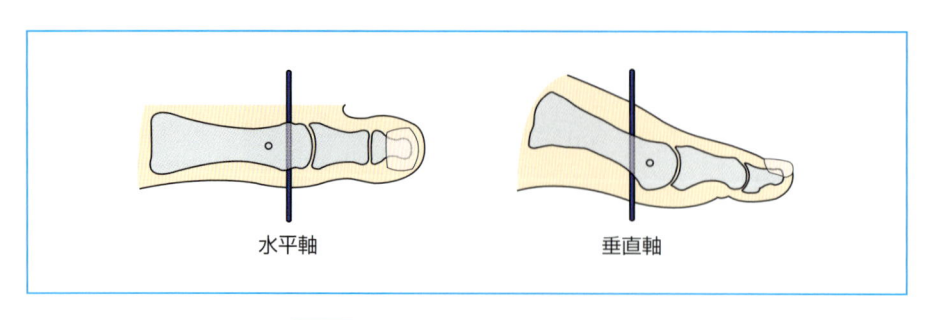

水平軸　　　垂直軸

図43 中足趾節関節の運動軸
水平軸：前額面と水平面に平行で，矢状面運動を行う．
垂直軸：矢状面と前額面に平行で，水平面運動を行う．

中足趾節関節の肢位は足底筋膜の状態に影響を与え、足部の剛性に関与している。足底筋膜は踵骨結節から基節骨底に付着している。このため、中足趾節関節を背屈することで、足底筋膜は伸張され、アーチが巻き上げられ挙上する現象が生じる（図44）。この現象をウィンドラスの巻き上げ現象といい、足部の剛性を高める役割をしている。この現象は歩行推進期に作用し、蹴り出し時に中足趾節関節が背屈しウィンドラス巻き上げ現象が起こることで足部全体の剛性を高め、足部をテコとして機能させる（図45）。

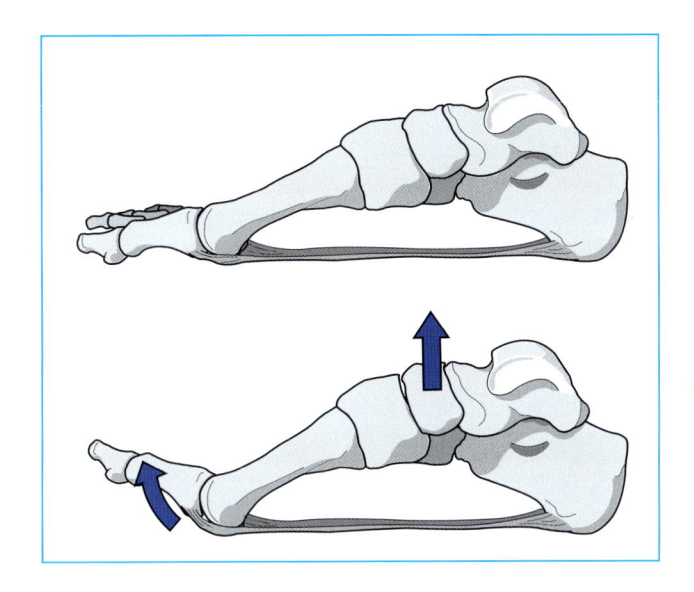

図44 ウィンドラスの巻き上げ機構

足底筋膜は踵骨結節から基節骨底に付着している．
中足趾節関節を背屈することで，足底筋膜は伸張されアーチが巻き上げられて挙上する現象をいう．

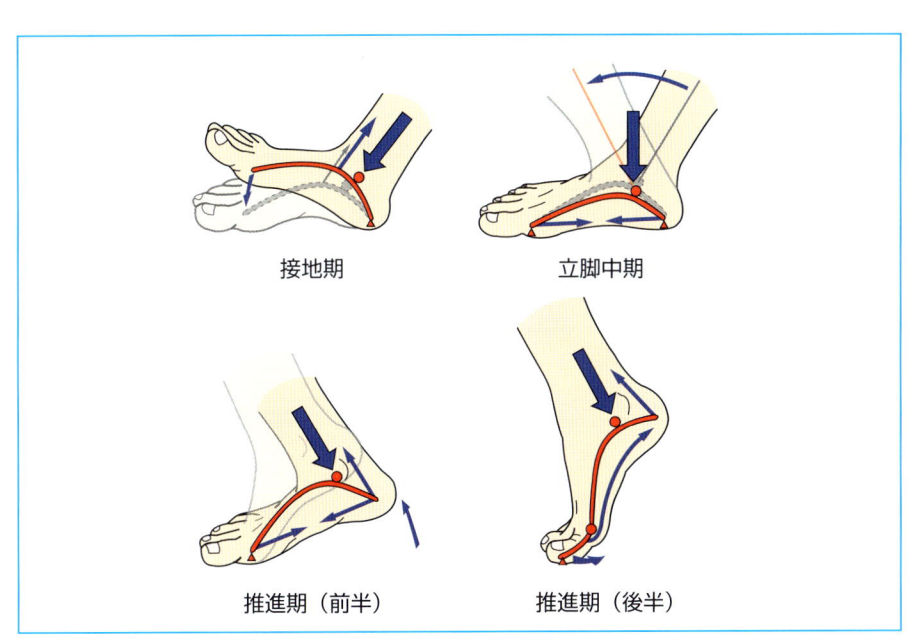

図45 歩行時におけるウィンドラス巻き上げ機構の作用

踵離地後に中足趾節関節の背屈にともなってウィンドラスの巻き上げ現象が作用してくる．

6） 趾節間関節 interphalangeal joint

母趾は基節骨と末節骨で関節を成し、他の4趾は近位は基節骨と中節骨とで、遠位は中節骨と末節骨とで関節を成す。運動軸はすべて前額面と水平面に平行で、矢状面上での屈曲・伸展運動を行う。

Seibel[3]は足趾の機能について、以下のように述べている。足趾は長趾屈筋の作用により体重支持の土台として足部を安定化させる。これにより、歩行時に効果的に反対側の足へと体重を移行できるとしている。そして、足趾が安定した土台として機能している歩行を推進歩行、足趾が安定した土台として機能していない歩行を非推進歩行と呼んでいる。すなわち、一側の足趾が安定した土台として機能していれば、反対側へ十分な歩幅をもって体重を移行できるということである。

7） 足部アーチ arch of foot

足部アーチは第1中足骨頭と第5中足骨頭および踵骨隆起内外側突起の3点が支点となって、足部全体として骨性のアーチ構造を形成している。このアーチは構造的に内側縦アーチ、外側縦アーチ、横アーチの3つに分類することができる（図46）。これらの足部アーチは地面の凹凸や傾斜に足部を適合させ立位を保持する役割を担う。また、荷重に伴う衝撃を吸収し、身体の移動に際してその推進力を提供している。

身体動作における足部アーチの役割は極めて重要である。以下に、内側縦アーチ、外側縦アーチ、横アーチの3つの足部アーチについて、その機能的な役割と特徴を説明する。

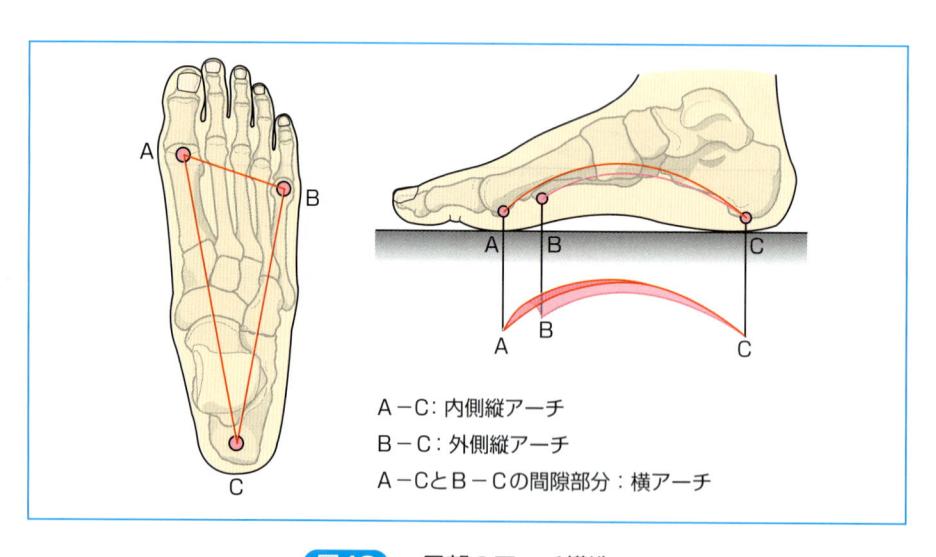

A−C：内側縦アーチ
B−C：外側縦アーチ
A−CとB−Cの間隙部分：横アーチ

図46　足部のアーチ構造

足には3つのアーチ構造がある．これらのアーチはアーチを変化させて地面の凹凸，傾斜に足部を適合させ立位を保持すると同時に，衝撃を吸収し運動エネルギーを伝播し，身体の移動に際してその推進力を提供している．アーチは第1中足骨頭と第5中足骨頭および踵骨隆起内外側突起の3点が支点となって，その天井部分が骨性構造を呈しアーチを形成している．

【内側縦アーチ】

　内側縦アーチは踵骨、距骨、舟状骨、内側楔状骨、第1中足骨の5つの骨とこれを連結する4つの関節から構成される（図47）。これら関節は身体動作において特有の機能的役割を果たしている。また、内側縦アーチには5つの筋が介在しており、複雑に機能している。

　入谷式足底板では、その機能的な特徴から内側縦アーチを踵骨載距突起部、舟状骨部、中足骨部の3つに分類している。

踵骨載距突起部（図47-a）：横足根関節より近位部
内側縦アーチ踵骨載距突起部の機能的な影響と役割を以下に列挙する。
① 距骨下関節肢位への影響：踵骨載距突起部が最も距骨下関節の回内外に影響している。このため、足底板処方において同部を高く処方すると距骨下関節は回外し、低く処方すると距骨下関節は回内する。
② 足部の柔軟性・固定性への影響：距骨下関節の回外位は前足部の可動性を減少させ固定性のある足部を形成する。一方、回内位は前足部の可動性を増加させ柔軟性のある足部を形成する（P33参照）。
③ 第1列の可動性への影響：距骨下関節の回外位は第1列の可動性を減少させ、回内位は増加させる（P35参照）。
④ 横足根関節への影響：距骨下関節回外位は横足根関節縦軸で回内させ、斜軸で底屈・内転させる。距骨下関節回内位は横足根関節縦軸で回外させ、斜軸で背屈・外転させる。（P33参照）
⑤ 足関節果部への影響：距骨下関節回外位は脛骨内果を挙上させ、回内位は脛骨内果を下制させる。
⑥ 歩行時の運動連鎖への影響：距骨下関節回外位は立脚中期前半に体重の前方移動と、下肢と骨盤の前方方向への回旋を促す。距骨下関節回内位は立脚中期前半に体重の前方移動と、下肢と骨盤の前方方向への回旋を抑制する（P29参照）。

舟状骨部（図47-b）：横足根関節から足根中足関節までの部分
内側縦アーチ舟状骨部の機能的な影響と役割を以下に列挙する。
① 中足部の保持の役割：舟状骨部は中足部に位置しているため、内側縦アーチ中足部の保持に関与している。
② 立脚中期の内側縦アーチ保持の役割：歩行では中足部への荷重が立脚中期に行われるため、舟状骨部は立脚中期の内側縦アーチの保持に関与している。
③ 距骨下関節肢位への影響：舟状骨部は距骨下関節肢位を制御はできない。このために前足部と第1列の可動性に影響しない。

中足骨部（図47-c）：足根中足関節より遠位部分
内側縦アーチ中足骨部の機能的な影響と役割を以下に列挙する。

① 第 1 列の肢位への影響：中足骨部は第 1 列の肢位に最も影響している。このため、足底板処方において同部を高く処方すると第 1 列を背屈させ、低く処方すると底屈させる。
② 母趾機能への影響：第 1 列を底屈させると母趾球部への荷重を促し、歩行推進期に早期に母趾側へ体重移動させる。第 1 列を背屈させると母趾頭への荷重を促し、歩行推進期に母趾側への体重移動を遅延させる。
③ 歩行時の運動連鎖への影響：第 1 列底屈は立脚中期後半から体重の前方移動を促し、下腿の外旋を抑制する。第 1 列背屈は体重の前方移動を抑制し、下腿の外旋を促す（P37 参照）。

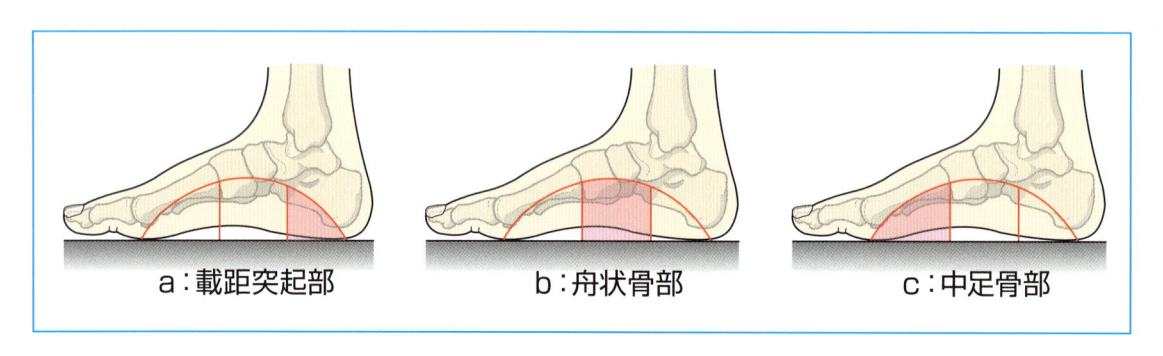

図47　内側縦アーチ

機能：踵骨載距突起部 (a)，舟状骨部 (b)，中足骨部 (c) に分類する．
骨：踵骨－距骨－舟状骨－内側楔状骨－第1中足骨．
関節構成：距骨下関節－距舟関節－楔舟関節－第1リスフラン関節．
靭帯：底側踵舟靭帯，距踵靭帯，楔舟靭帯，足根中足靭帯．
筋：後脛骨筋，長腓骨筋，長母趾屈筋，長趾屈筋，母趾外転筋．

【外側縦アーチ】

　外側縦アーチは踵骨 - 立方骨 - 第 5 中足骨の 3 つの骨とこれを連結する 2 つの関節から構成される（図 48）。歩行では踵接地の後、足底外側荷重が行われる。外側縦アーチはこの時期の距骨下関節の肢位や歩行立脚相の外側支持性に関与している。

　入谷式足底板では、その機能的な特徴から外側縦アーチを踵骨・立方骨部と中足骨部の 2 つに分類している。

踵骨・立方骨部（図 48-a）：足根中足関節よりも近位部

外側縦アーチ踵骨・立方骨部の機能的な影響と役割を以下に列挙する。
① 距骨下関節肢位への影響：踵骨・立方骨部も内側縦アーチ載距突起部同様に距骨下関節肢位に影響を及ぼす。足底板処方において同部を高く処方すると

距骨下関節回外を制御し、低く処方すると距骨下関節回外を促す。
② 足関節果部への影響：足底板処方において同部を高く処方すると腓骨外果を挙上させ、低く処方すると下制させる。
③ 横足根関節への影響：足底板処方において同部を高く処方すると横足根関節縦軸で前足部を回外させ斜軸で背屈・外転させる。一方、同部を低く処方すると横足根関節縦軸で前足部を回内させ斜軸で底屈・内転させる。
④ 歩行立脚相の外側支持性への影響：踵骨・立方骨部の高く処方すると接地期での体重の外方移動を制動し、一方、低く処方すると体重の外方移動を促す。

中足骨部（図48-b）：足根中足関節よりも遠位部
外側縦アーチ中足骨部の機能的な影響と役割を以下に列挙する。
① 第5列の肢位への影響：中足骨部は第5列の肢位に最も影響している。このため、足底板処方において同部を高く処方すると第5列を外がえしさせ、低く処方すると内がえしさせる。

a：踵骨・立方骨部　　b：中足骨部

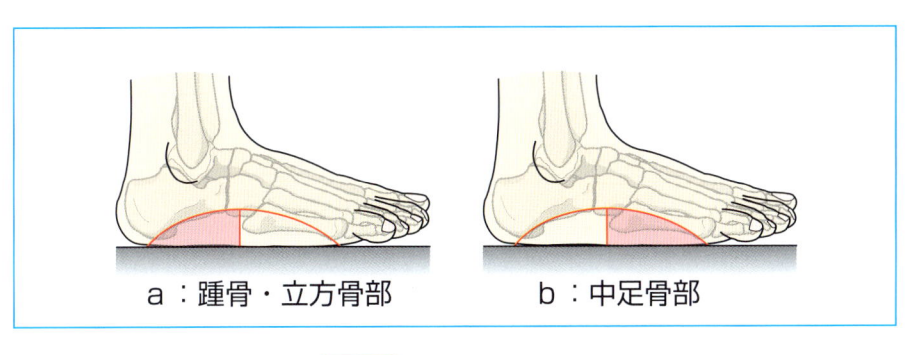

図48　外側縦アーチ
機能：踵骨・立方骨部 (a) と中足骨部 (b) の2つに分類する.
骨：踵骨－立方骨－第5中足骨.
関節構成：距骨下関節－踵立方関節－第5リスフラン関節.
靱帯：長足底靱帯，踵立方靱帯，足根中足靱帯.
筋：長腓骨筋，短腓骨筋，小趾外転筋.

【横アーチ】
横アーチは足部の中央に構成され、多くの骨、関節、筋が介在し複雑に機能している（図49）。
入谷式足底板では、その機能的な特徴から横アーチを中足骨レベル、楔状骨レベル、後足部レベルの3つに分類している。

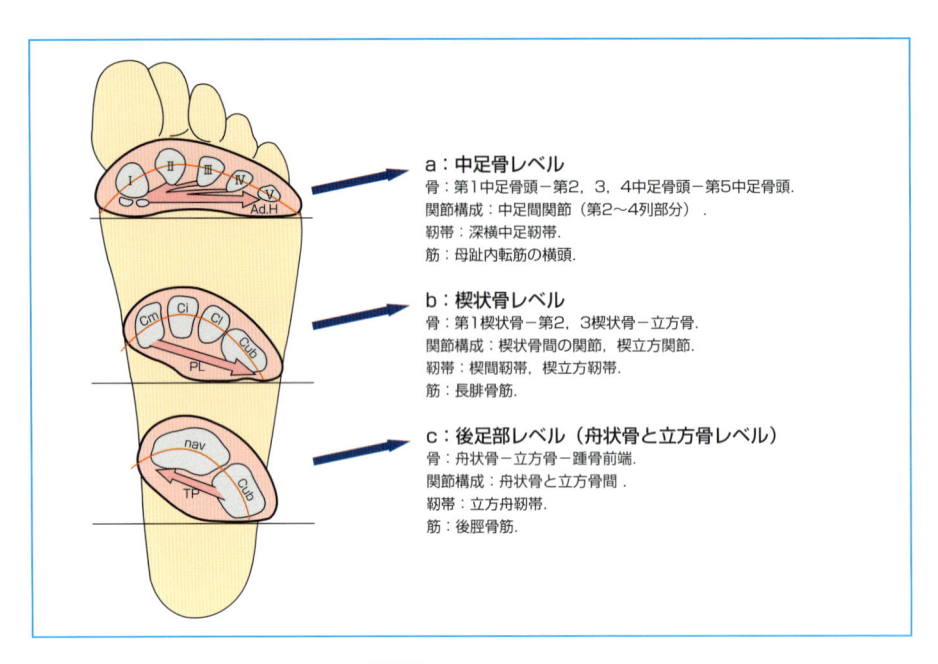

図49 横アーチ

a：中足骨レベル
骨：第1中足骨頭－第2,3,4中足骨頭－第5中足骨頭.
関節構成：中足間関節（第2～4列部分）.
靱帯：深横中足靱帯.
筋：母趾内転筋の横頭.

b：楔状骨レベル
骨：第1楔状骨－第2,3楔状骨－立方骨.
関節構成：楔状骨間の関節, 楔立方関節.
靱帯：楔間靱帯, 楔立方靱帯.
筋：長腓骨筋.

c：後足部レベル（舟状骨と立方骨レベル）
骨：舟状骨－立方骨－踵骨前端.
関節構成：舟状骨と立方骨間.
靱帯：立方舟靱帯.
筋：後脛骨筋.

中足骨レベル（図49-a）

横アーチ中足骨レベルは足底板作製過程において、第2・3・4列の誘導に関与している。中足骨レベルの機能的な影響と役割を以下に列挙する。

① 中足骨部の柔軟性・固定性への影響：足底板処方において、同部を高く処方すると中足骨部の固定性を高め、同部を低く処方すると中足骨部の柔軟性を高める。

② 足趾の配列に関与：足底板処方において、第2・3・4列の高く処方する場所を変えることで、足趾の配列を整えることができる。

③ 歩行立脚相の前後移動への影響：歩行では立脚中期後半から推進期にかけて中足骨部への荷重が加わる。このため、同部を高く処方すると推進期の体重の前方移動を抑制し、一方、同部を低く処方すると前方移動を促す（図50）。臨床的に中足骨部が下方に落ち込んでいる症例では、推進期に過度に体重が前方移動していることが多い。

楔状骨レベル（図49-b）

横アーチ楔状骨レベルの機能的な影響と役割を以下に列挙する。

① 足根骨部の固定性と柔軟性への影響：足底板処方において、横アーチ楔状骨レベルを高く処方すると足根骨部の固定性を高め、低く処方すると足根骨部の柔軟性を高める。

② 歩行立脚相の前後移動への影響：歩行では接地期後半から立脚中期後半にかけて足根骨部への荷重が加わる。同部を高く処方するとこの時期の体重の前方移動を促し、一方、同部を低く処方すると前方移動を制限する（図50）。

後足部レベル（図49-c）

横アーチ後足部レベルの機能的な影響と役割を以下に列挙する。

① 舟状骨・立方骨の固定性と柔軟性への影響：足底板処方において、横アーチ後足部レベルを高く処方すると同部の固定性を高め、低く処方すると同部の柔軟性を高める。

② 歩行立脚相の前後移動への影響：歩行では接地期前半に後足部への荷重が加わる。同部を高く処方するとこの時期の体重の前方移動を促し、一方、同部を低く処方すると前方移動を抑制する（図50）。

a
後足部レベル・楔状骨レベルの高さは立脚前半の前方移動を促し、低さは前方移動を抑制する．

b
中足骨レベルの高さは立脚後半の前方移動を抑制し、低さは前方移動を促す．

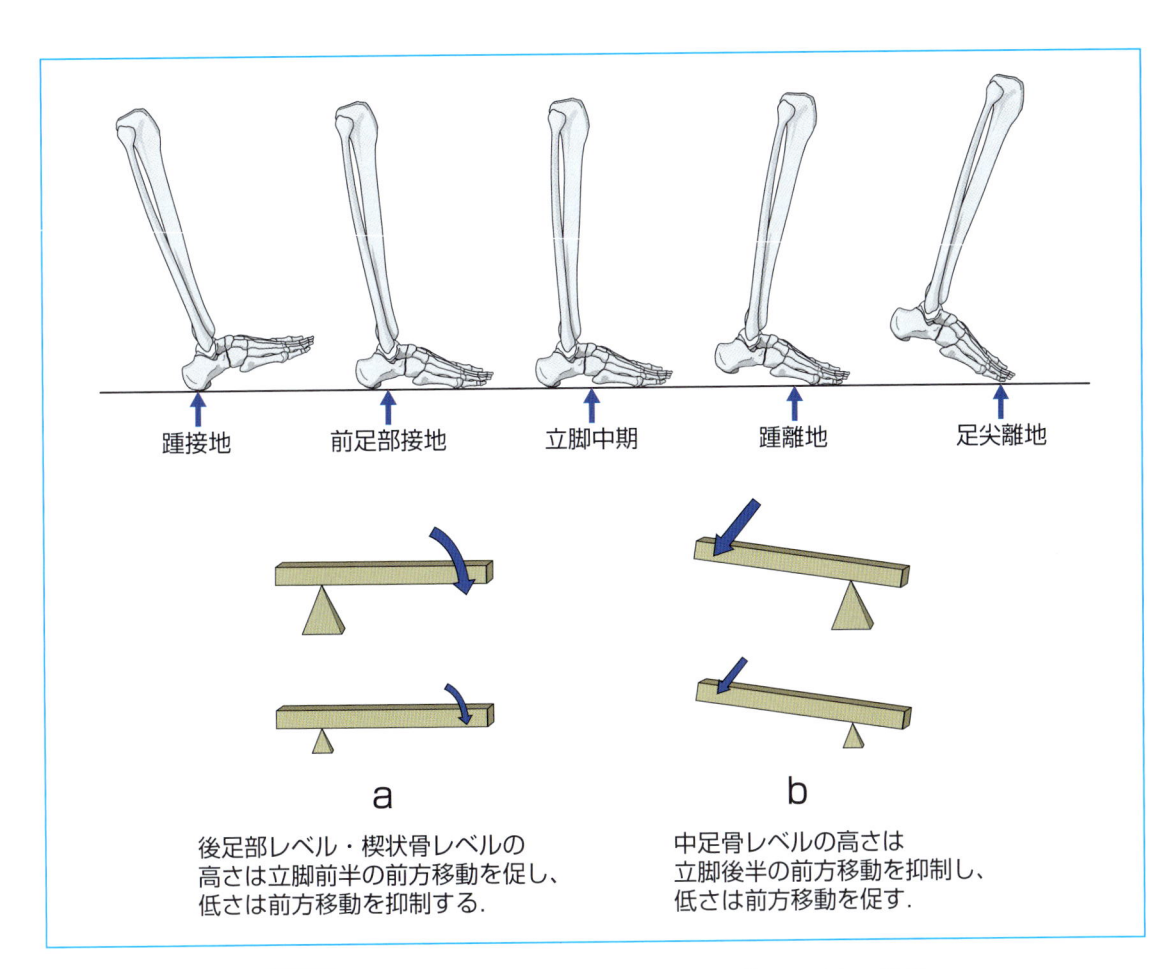

図50　歩行立脚相での足部の体重移動と横アーチとの関係

足部の作用点は立脚相の時期によって刻々と変化させている．横アーチ後足部レベルおよび楔状骨レベルの高さは前方移動を促し，一方低さは前方移動を抑制する (a)．また，横アーチ中足骨レベルの高さは前方移動を抑制し，一方低さは前方移動を促す (b)．

以上のように、横アーチは歩行立脚相での体重の前後の移動に深く関わりを持っており足底板処方において重要な意味を有している（図50）。足部の作用点は立脚相の時期によって刻々と変化させている．このため、足底板によって横アーチの各部位を高く処方したり、低く処方したりすることによって、歩行立脚相での体重の前後移動をコントロールすることができる。歩行時の体重の前後移動をコントロールできることは臨床上重要な意義を有している。こうしたことから、入谷式足底板における横アーチの果たす役割は大きい。

横アーチ後足部レベルおよび楔状骨レベルを高く処方すると体重の前方移動を促し、一方低く処方すると前方移動を抑制する（図50-a）。また，横アーチ中足骨レベルを高く処方すると前方移動を抑制し、一方低く処方すると前方移動を促す（図50-b）。

入谷式足底板基礎編では、横アーチのうち中足骨レベルの誘導について第4章および第5章で説明する。

●**実技6**：横アーチ中足骨レベルの挙上誘導を行い歩いてみよう（図51）。

入谷式足底板基礎編では直接的評価として横アーチのうち中足骨レベルの誘導を行う。ここで実際に、下記の方法にしたがって誘導を行ってみよう。

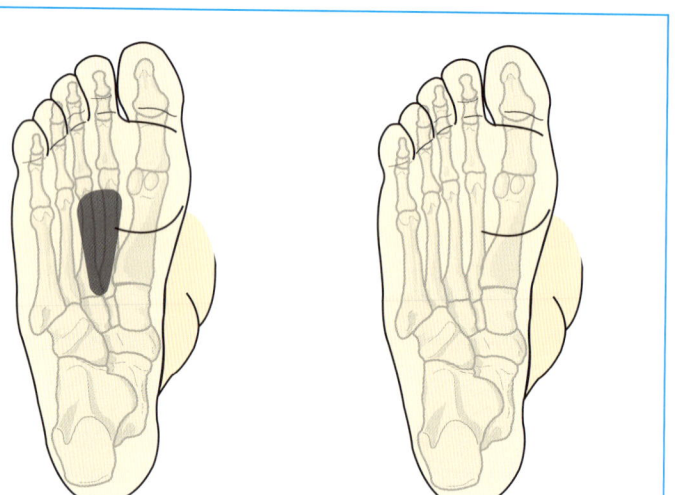

▶ 詳細は特典映像6を参照されたい。

a：第2・3・4列背屈　　b：第2・3列背屈　　c：第2・3・4列底屈

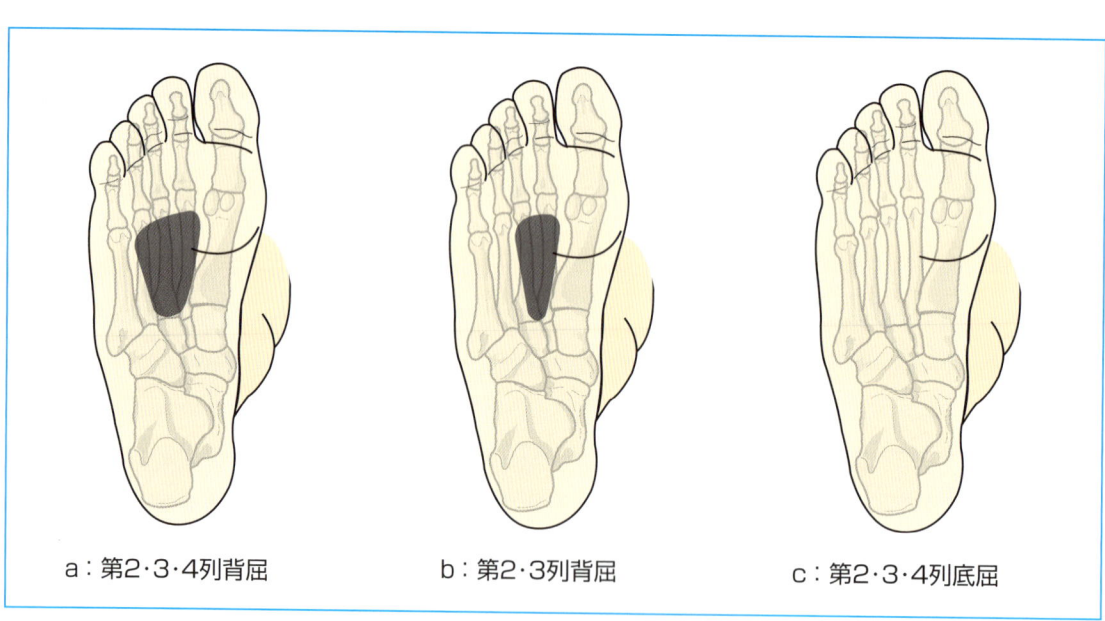

図51　横アーチ中足骨レベルの誘導

ソフト2mmのポロンシートを用いて，図のように第2・3・4列背屈中足骨パッドと第2・3列背屈中足骨パッドを作製し，横アーチ中足骨レベルの誘導を行う．
a：第2・3・4列背屈誘導：横アーチ全体（第2・3・4中足骨）にパッドを当てる．
b：第2・3列背屈誘導：横アーチ内側（第2・3中足骨）のみにパッドを当てる．
b：第2・3・4列底屈誘導：パッドをあてない．
※　両側第2・3・4列背屈し，片側ずつ第2・3列背屈してどちらかを選択し，その後にいい方をはずしてパッドの有無を確認する．

ソフト2mmのポロンシートを用いて、図51のように第2・3・4列背屈中足骨パッドと第2・3列背屈中足骨パッドを作製し、横アーチ中足骨レベルの誘導を行う。

　<u>第2・3・4列背屈誘導</u>：横アーチ全体（第2・3・4中足骨）にパッドを当てる（図51-a）。

　<u>第2・3列背屈誘導</u>：横アーチ内側（第2・3中足骨）のみにパッドを当てる（図51-b）

　<u>第2・3・4列底屈誘導</u>：パッドを当てない（図51-c）。

　横アーチの誘導はパッドの位置を正確に当てる必要がある。このため、下記の注意点に配慮して施行する。

① 足の長さと巾を考慮してパッドを作製する
② 第2・3・4列背屈のパッドの近位端は足幅中央に当てる
③ 第2・3背屈のパッドの近位端は足幅中央よりやや内側に平行移動して当てる
④ パッドの遠位端が中足骨頭にかからないようにする

足の機能解剖

第3章
歩行の概要

第3章　歩行の概要

総論
　下肢障害の多くは小さなメカニカルなストレスの繰り返しにより生じ、疼痛などの症状を誘発させている。このメカニカルなストレスは身体動作の特性が要因となって起こることが多い。このため、障害の治療を施行するにあたり、身体動作についての詳細な知識と動作分析の能力が不可欠となる。このため、入谷式足底板では歩行などの動作を実際に観察して評価および作製を行っている。
　この章では身体動作のうち、特に歩行動作を中心にその概要と分析のポイントを説明したい。人の身体動作の特性の多くは、歩行動作に表出される。このため、歩行動作の知識と分析能力を習得することで、それに付随してその他の動作についても応用して捉えていくことができる。

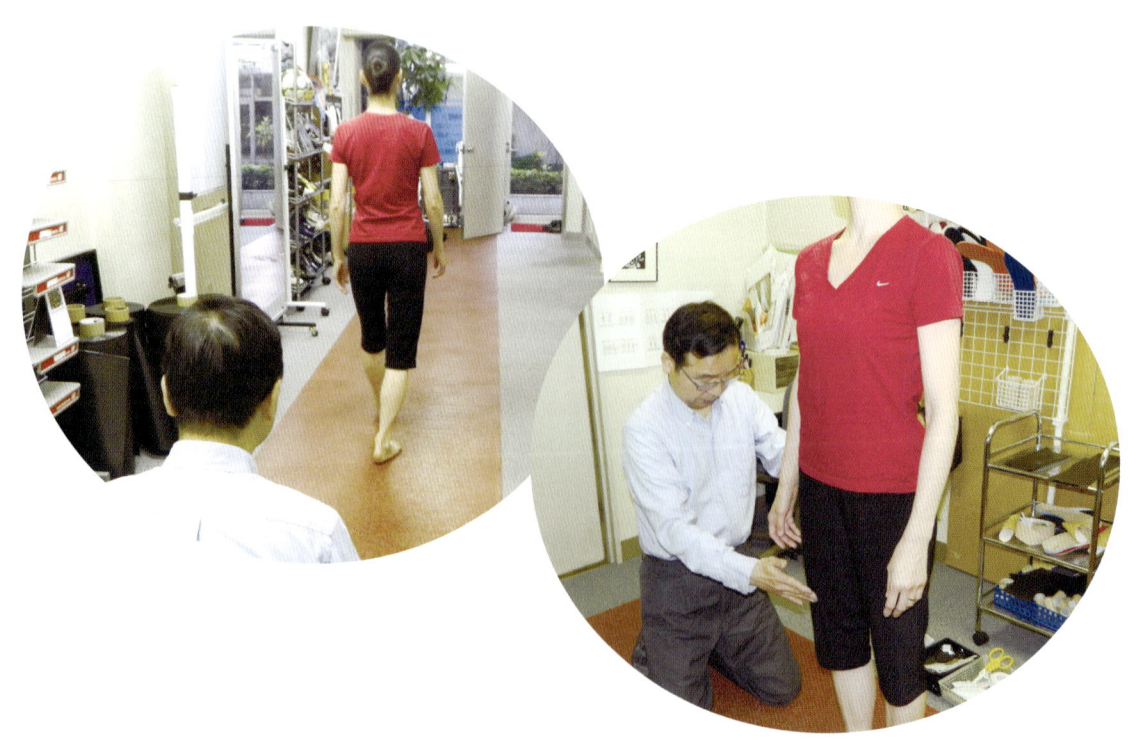

Ⅰ. 歩行の基礎知識

1) 歩行周期と機能的役割

一歩行周期は一側の踵接地から次の踵接地までの間をいい、立脚相と遊脚相に区分される（図1）。立脚相は踵接地から足尖離地までの体重がかかっている時期のことで、一歩行周期の約62%である。遊脚相は足尖離地から踵接地までの体重がかかっていない状態のことで、一歩行周期の約38%である。さらに、臨床的観点から立脚相は接地期、立脚中期、推進期の3つに分類される。以下の立脚相の3つの時期について、その機能的役割を簡単に説明する。

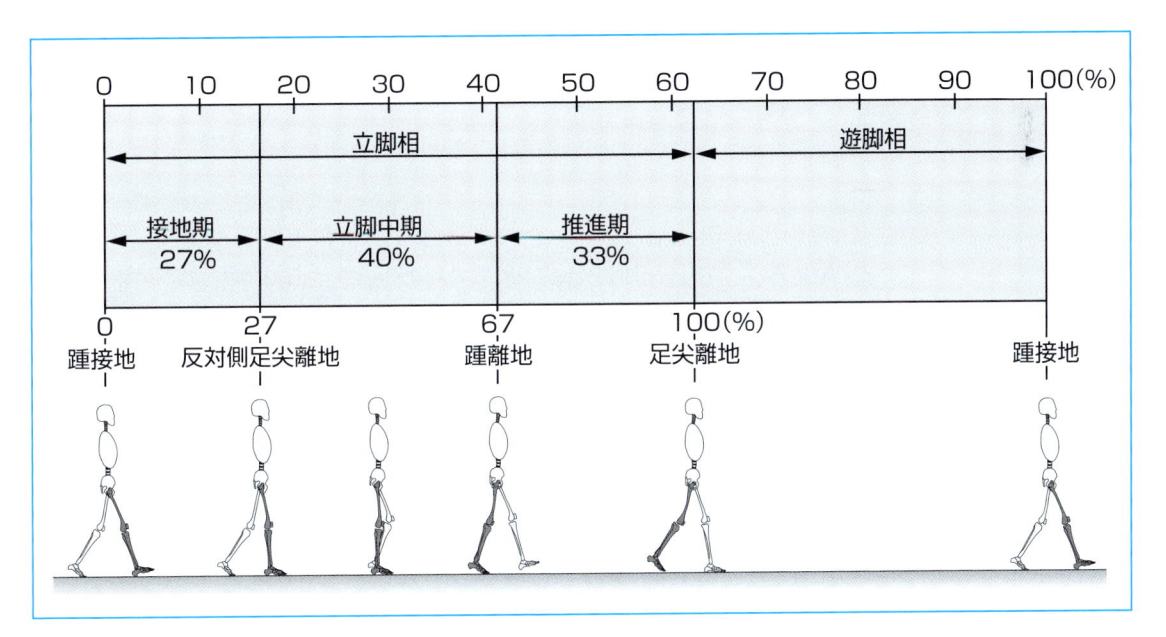

図1 歩行周期

(1) 接地期

踵接地から反対側の足尖離地までの時期で、立脚相の最初の27%にあたり、初期両脚支持期である。接地期には以下のような特徴と機能的役割がある。

① 距骨下関節は接地期を通じて回内し、接地期の最後で回外し始める。
② 下腿骨は接地期を通じて内旋する。
③ 接地期の最後までに前足部が接地し、足底全接地（foot flat）となる。
④ 床反力の垂直成分は接地期の最後に第1ピークを迎え（図2）、反対側から移動してきた体重を支持する役割を果たしている。

⑤ 距骨下関節回内は足部構造を柔軟にするため、様々な地形変化や体幹・下腿の姿勢偏位に適合させ、足部での補償をしている。
⑥ 接地期の下腿内旋、距骨下関節回内はこの時期の最後で終わる。この減速には、カーフ筋※の補助を受けながら主に後脛骨筋が作用する。

(2) 立脚中期

立脚中期は接地期の後に続き、反対側の足尖離地から同側の踵離地までの時期である。立脚相の中間部分の40%にあたり、単脚支持期である。立脚中期には以下のような特徴と機能的役割がある。

① 接地期の最後に起こった距骨下関節回外は、立脚中期を通じて継続される。
② 下腿骨は立脚中期を通じて外旋する。
③ 床反力の垂直成分は減少し、立脚中期中盤で体重の約75%になり、踵離地直前に再び増加し始める（図2）。
④ 足部構造は推進期にテコとしての機能を果たすために、柔軟性のある構造から固定性のある構造へと変化していく。
⑤ 立脚中期での距骨下関節回外はカーフ筋※の回外作用と下腿外旋の作用によって生じる。

※ カーフ筋
腓腹筋，後脛骨筋，ヒラメ筋，長趾屈筋などの底屈筋を総称していう．

(3) 推進期

推進期は踵離地に始まって足尖離地に終わり、立脚相の最後の33%にあたる。推進期には以下のような特徴と機能的役割がある。

① 距骨下関節は回外を続け踵離地直前に中間位に達する。その後、推進期でも回外は継続し、これは立脚相の最後まで継続する。
② 下腿骨の外旋は推進期を通じて継続する。
③ 床反力の垂直成分は第2ピークを迎える（図2）。このピーク時に、踵は床面から離れており、中足骨頭と足趾で荷重が行われる。
④ 距骨下関節での回外は固定性のある足部構造を形成し、推進期の強固なテコとしての機能を果たす。
⑤ 体重移動は外側から内側へ行われ、第5中足骨の荷重は踵離地直後に減少する。推進期の中盤で母趾とともに主に第2と第3中足骨を中心に荷重がかかる。この内側への体重移動は反対側の接地のために行われる。

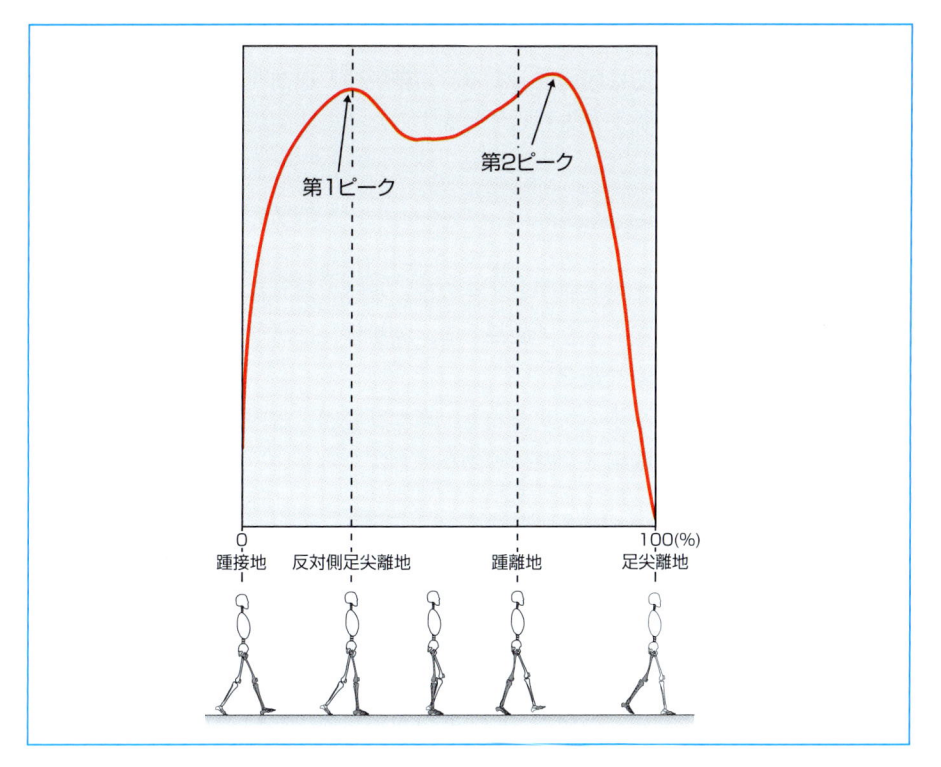

図2 歩行時の床反力（垂直成分）

2) 歩行時の関節運動

歩行の最も大きな役割は身体を前方に移動させることである。この前方移動は身体全ての分節によって行われるが、下肢各関節運動の矢状面と水平面で果たす機能的役割が最も大きい。こうしたことから、この項目では矢状面と水平面における下肢各関節の歩行時の関節運動について、立脚相を中心に基本的なことを説明しておきたい。

(1) 股関節

矢状面では、屈曲位で踵接地し、接地期および立脚中期を通じて伸展する。推進期前半で屈曲し始め、この屈曲は立脚相の最後まで継続する（図3）。

水平面では、骨盤と大腿骨は接地期を通じて内旋する。このとき、大腿骨は骨盤より先行して内旋するため股関節は相対的に内旋位となる。立脚中期と推進期では骨盤と大腿骨は外旋し、大腿骨は骨盤より先行して外旋するために股関節は相対的に外旋位となる（図4）。

(2) 膝関節

矢状面では、接地期を通じて屈曲し、その後立脚中期前半から踵離地直前まで伸展する。推進期直前から再び屈曲し始め、この屈曲は立脚相の最後まで継続する（図3）。

水平面では、下腿骨と大腿骨は接地期を通じて内旋する。このとき、下腿骨は大腿骨より先行して内旋するため膝関節は相対的に内旋位となる。立脚中期と推進期では下腿骨と大腿骨は外旋し、下腿骨は大腿骨より先行して外旋するために膝関節は相対的に外旋位となる（図4）。

(3) 足関節

矢状面では、接地期の前足部接地が起こるまで底屈する。その後、身体の前方移動に伴って背屈が生じ、この背屈は踵離地が起こるまで継続する。踵離地後は再び底屈し、この底屈は立脚相の最後まで継続する（図3）。

水平面では、矢状面の過剰な動きに連動しやすい。すなわち、過度な底屈では内転を伴い、過度な背屈では外転を伴うことを臨床上念頭におかなければならない。

(4) 距骨下関節

距骨下関節は軽度回外位で接地し、踵が接地すると同時に回内し始め、接地期を通じて距骨下関節の回内は継続する。立脚中期に入ると下腿骨は外旋し、距骨下関節も回外する。その後、距骨下関節は回外を続け踵離地直前に中間位に達し、この回外は立脚相の最後まで継続する（図4）。

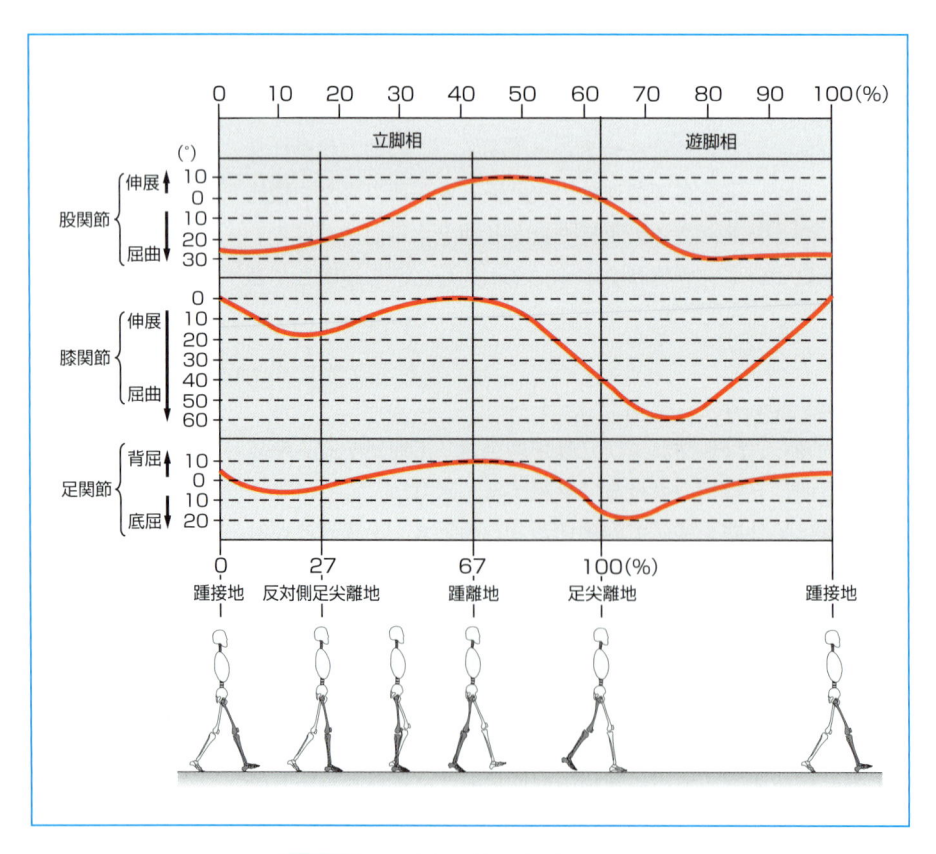

図3 下肢各関節の矢状面運動

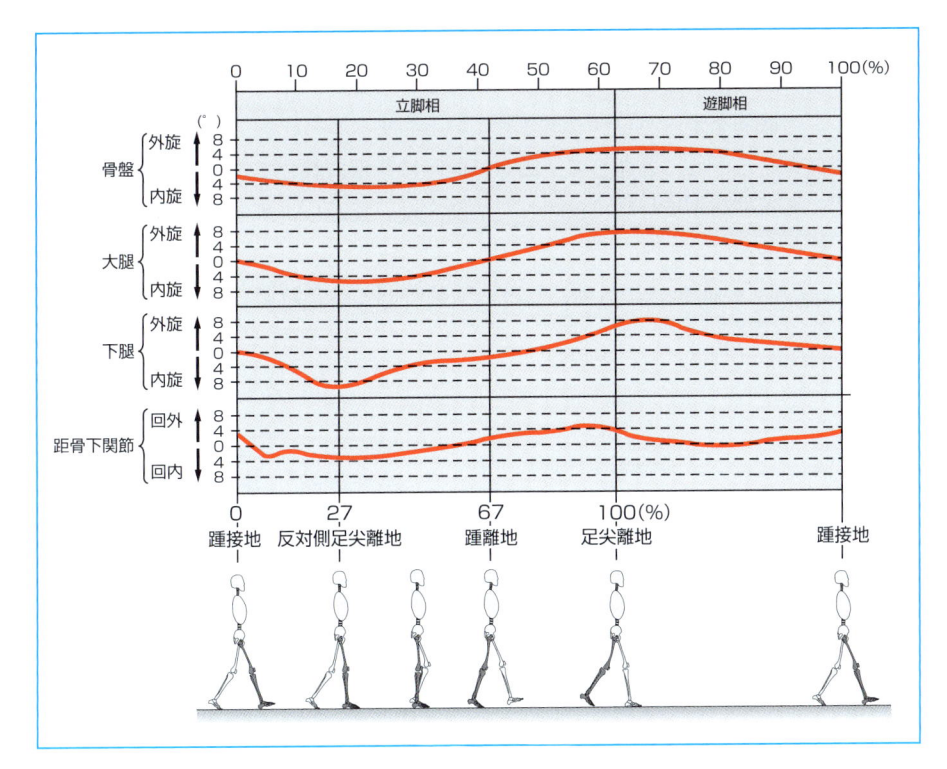

図4 下肢各分節の水平面運動
下肢の各分節の回旋は上下の骨の相対的な回旋量によって決定される．

(5) 第1列

　第1列の関節運動は立脚中期後半から開始される。踵離地直前から距骨下関節は中間位を超え回外位となり、前足部も回外する。これに連なり、足部内側は床面から離れようとするが第1列が底屈することで、前足部内側は床面接地を維持する。

　推進期では踵は床面から持ち上がり、足部は回外し続けるので、第1列はさらに底屈する。こうして、第1中足骨は第2中足骨とともに床面接地を維持し続けることができる。第1列の底屈は種子骨を床面に押しつけるために必要な動きである。また、第1列の適正な底屈を妨げる要因として、第1列の過剰運動性や母趾の不安定化などを挙げることができる。

(6) 足趾

　足趾は接地期と立脚中期ともにほとんど体重負荷が加わらない。長趾屈筋は両時期ともに活動するが、これは体重負荷の準備として近位への固定力として作用している。踵離地で中足趾節関節は背屈し、長趾屈筋が強く作用することで足趾が床面を固定する役割を果たす。正常では床面から全ての中足骨頭が離れるまで、足趾の伸展が生じる。推進期に趾節間関節は伸筋機能により力強く伸展し、推進期の最後で軽度屈曲する。

3) 歩行時の足部・足関節の筋活動

歩行時の筋活動は①固定、②加速、③減速の3つの機能を果たしている。歩行時に足部・足関節の筋はこの3つの機能をオーバーラップさせている。すなわち、歩行時に筋は各部位を加速・減速させるために協調して活動し、同時に荷重に対して関節を固定している。そして、各々の筋が歩行時に協調した活動を行いながら、共同作用と拮抗作用を繰り返している。

図5は歩行周期での正常な足部・足関節の筋活動における活動時期と弛緩時期を図式化したものである。

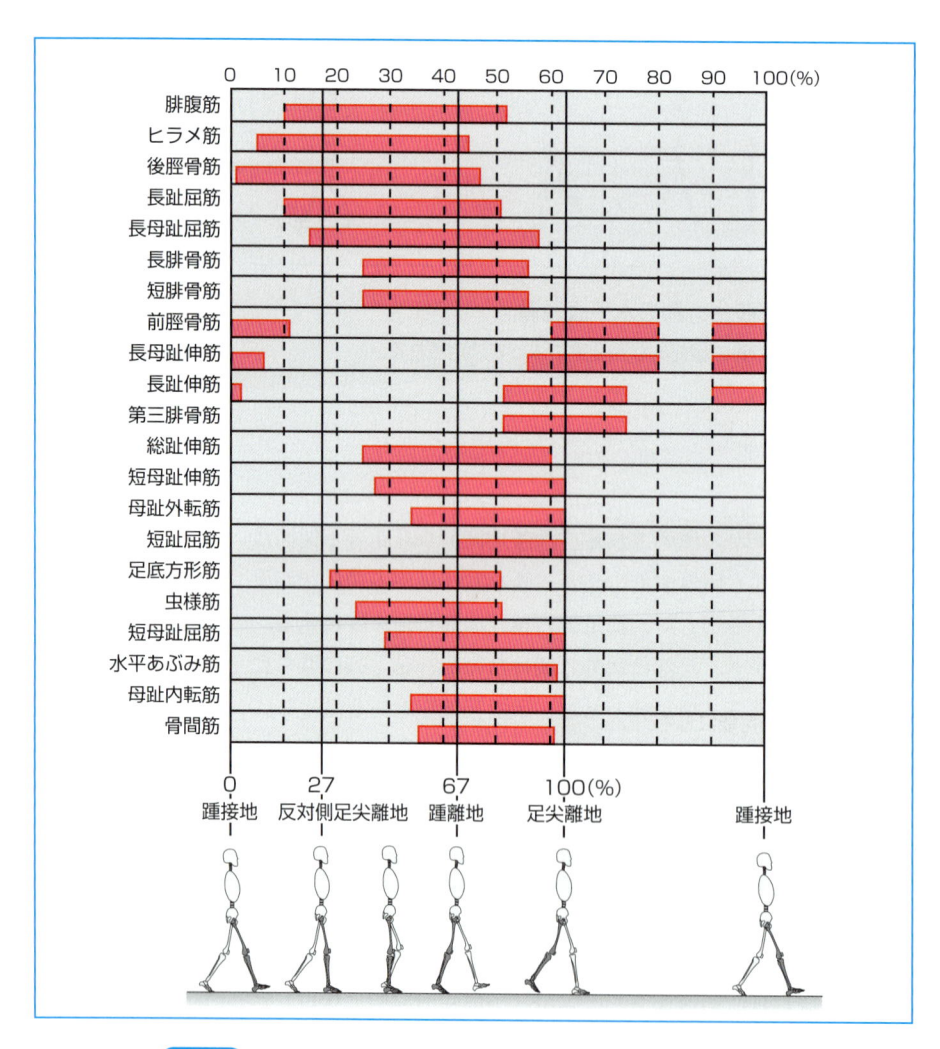

図5 歩行時の足部・足関節の筋活動〔文献1引用改変〕

(1) 接地期
①足関節底屈の減速

踵接地後、下腿骨は前方へ加速し、踵部には床からの摩擦によって後方剪断力が生じる。この2つの作用によって足関節には底屈方向への回転力が生じ、前脛骨筋はこの回転力に抵抗してスムースな前足部接地を可能にしている（図6）。

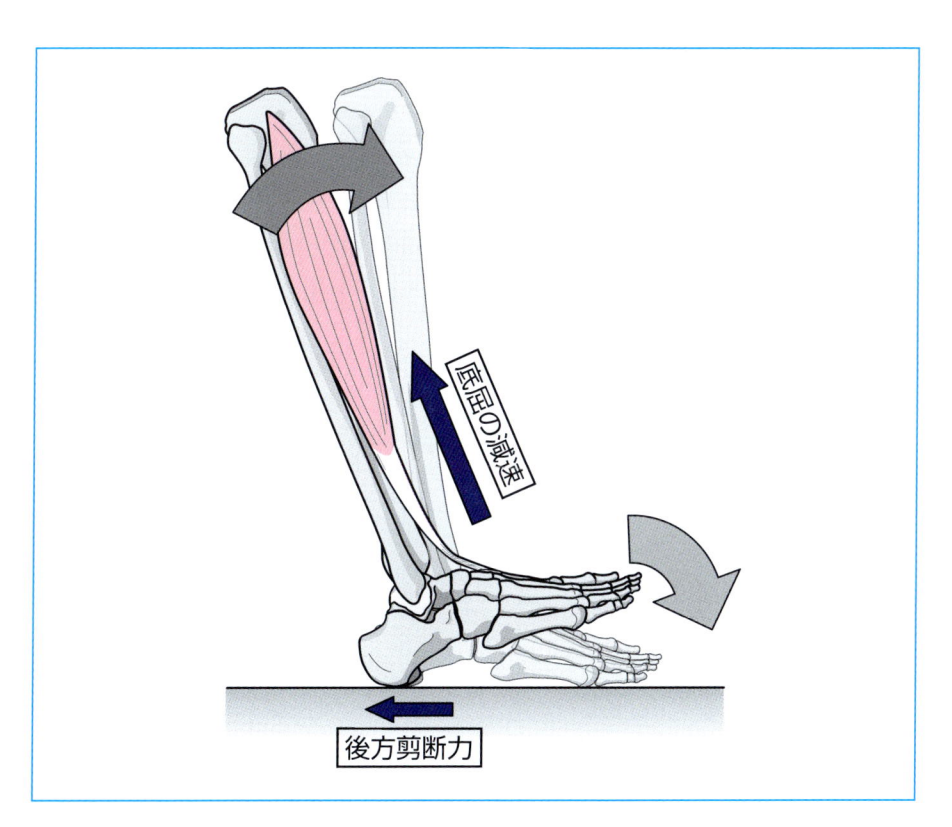

図6 足関節底屈の減速（接地期）

接地後，下腿骨は前方へ加速し，踵部には床からの摩擦によって後方剪断力が生じる．この2つの作用によって足関節には底屈方向への回転力が生じ，前脛骨筋はこの回転力に抵抗してスムースな前足部接地を可能にしている．

②前足部の外側から内側への荷重負荷の減速

前足部は外側から接地し、さらに荷重が掛かると床反力が前足部を回内させるために内側も接地する。前脛骨筋は足関節底屈の減速の他に、横足根関節縦軸での回内の減速にも作用する。このため、前足部の外側から内側への荷重負荷も前脛骨筋の減速作用によってスムースに行われている。

③距骨下関節回内と下腿内旋の減速

接地期では骨盤・大腿骨・下腿骨とも内旋方向へ動き、距骨下関節も回内する。この回内は接地期最後で停止する。

この下腿骨内旋と距骨下関節回内をスムースに減速するために、踵接地後、最初に後脛骨筋が活動する。次いで、前足部接地とともにヒラメ筋、長趾屈筋、腓腹筋が活動し、最後に長母趾屈筋が活動する（図7）。接地期最後に下腿骨内旋と距骨下関節回内が停止した後、これらの筋群はそのまま活動を継続し、下腿骨外旋と距骨下関節回外が開始される。

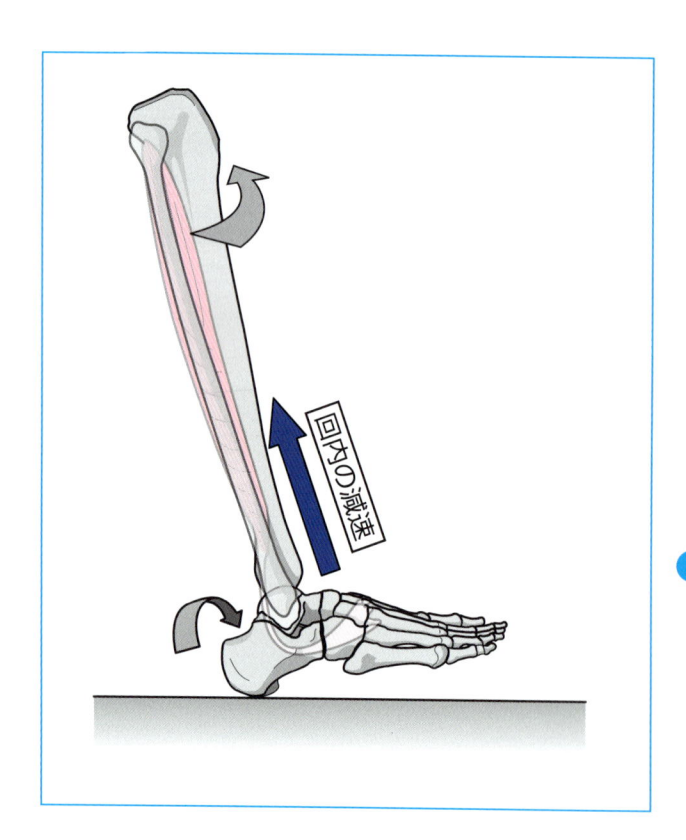

図7 距骨下関節回内と下腿内旋の減速（接地期）

下腿骨内旋と距骨下関節回内をスムースに減速するために，踵接地後，最初に後脛骨筋が活動する．
次いで，前足部接地とともにヒラメ筋，長趾屈筋，腓腹筋などのカーフ筋が活動し，最後に長母趾屈筋が活動する．

④下腿骨の前方への回転力の減速

前足部接地後、体重の前方移動に伴って下腿骨には前方への回転力が生じる。足部・足関節の筋はこれを減速し、下腿骨が前方へ倒れ込むのを防ぐ役割をしている。後脛骨筋はこの減速の主要な筋であり、この筋を最初にヒラメ筋と長趾屈筋が補助し、接地期最後に長母趾屈筋が補助する。同時に腓腹筋は膝屈曲を維持して下腿の前方への回転力を減速するとともに、膝関節の過伸展を防いでいる。

(2) 立脚中期
①距骨下関節回外と下腿骨外旋の加速

接地期で距骨下関節回内と下腿骨内旋を減速した後、立脚中期では距骨下関節回外と下腿骨外旋を加速させていく。後脛骨筋、ヒラメ筋、長趾屈筋、腓腹筋などのカーフ筋は、この加速においても主要な役割を果たす（図8）。また、立脚中期後半では長・短腓骨筋はこれらの筋の回外作用に拮抗して距骨下関節の回外量をコントロールしている。

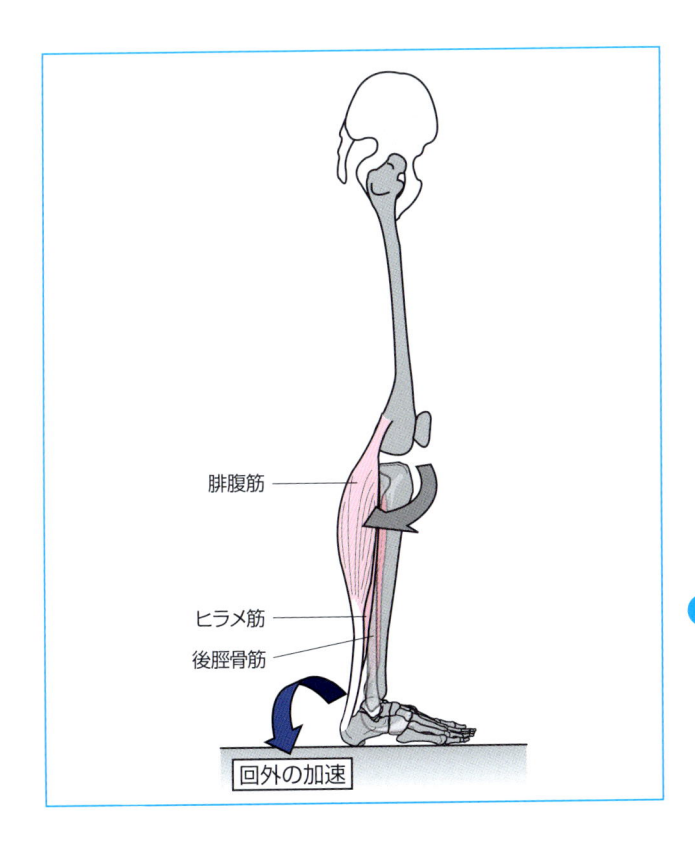

図8 距骨下関節回外と下腿骨外旋の加速（立脚中期）

立脚中期では距骨下関節回外と下腿骨外旋を加速させていく．後脛骨筋，ヒラメ筋，長趾屈筋，腓腹筋は，この加速においても主要な役割を果たす．

②下腿骨の前方への回転力と膝関節伸展の減速

　立脚中期での直線的加速は、足部の上で体幹、大腿骨、下腿骨を前方移動させる。この時に生じる下腿骨の前方への回転力によって足関節背屈が生じる。足部・足関節の筋はこれを減速し、下腿骨が前方へ倒れ込むのを防ぐ役割をしている（図9）。この減速は踵離地の準備として膝関節を伸展させる。下腿骨の前方への回転力が減速され、大腿は前方移動し続けるために膝関節は伸展する。この減速には腓腹筋、後脛骨筋、ヒラメ筋、長趾屈筋などのカーフ筋が作用し、立脚中期後半で長腓骨筋の補助を受ける。

　また、腓腹筋は膝関節を屈曲させる作用によって、膝関節伸展を減速して急激な膝関節の過伸展を防いでいる。膝関節の過伸展を防ぐ主要な筋はハムストリングスであるが、臨床的には腓腹筋の筋力強化によって膝関節の過伸展を防止できることも多く、歩行時の膝関節に与える影響は大きい。

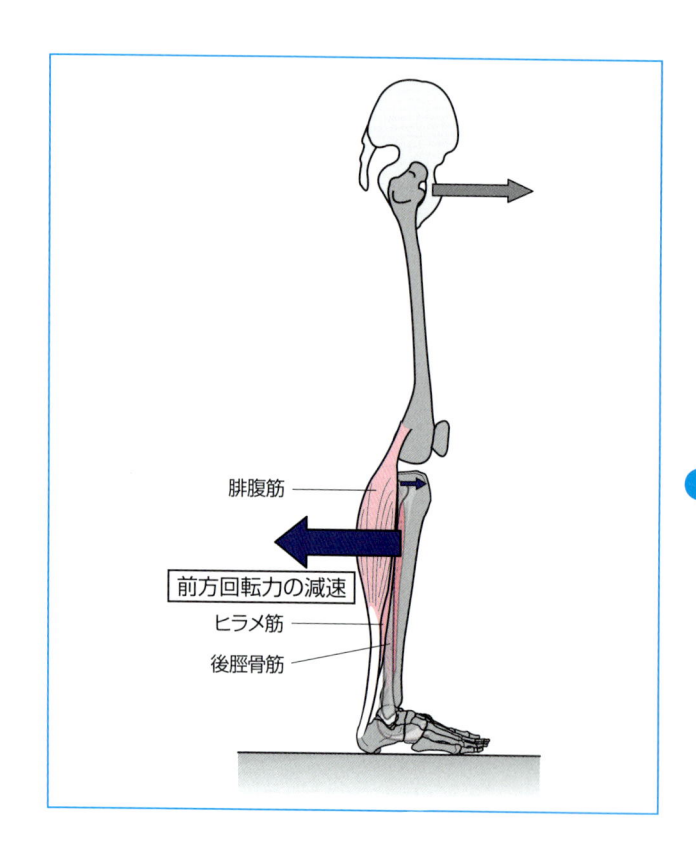

図9　下腿骨の前方への回転力と膝関節伸展の減速（立脚中期）

この時期では下腿骨の前方への回転力によって足関節背屈が生じる．足部・足関節の筋はこれを減速し，下腿骨が前方へ倒れ込むのを防ぐ役割をしている．この減速には腓腹筋，後脛骨筋，ヒラメ筋，長趾屈筋などのカーフ筋が作用し，立脚中期後半で長腓骨筋の補助を受ける．また，腓腹筋は膝関節を屈曲させる作用によって，膝関節伸展を減速して急激な膝関節の過伸展を防いでいる．

③足根骨の固定

立脚中期に足部・足関節の筋は足根骨を固定する役割をする。立脚中期前半ではヒラメ筋、後脛骨筋、長・短腓骨筋が作用し、立脚中期後半では足内在筋がこの作用を補助する。

ヒラメ筋、後脛骨筋は足関節を底屈すると同時に距骨下関節を回外させる。この底屈・回外作用によって足部の底側および外側は床面に固定され、横足根関節は回内位となり固定性のある足部構造が形成される。

長腓骨筋は立方骨を滑車として介し方向転換し、第1列基部へ停止している。長腓骨筋は外転力を働かせ足根骨に第1列を固定し、さらに短腓骨筋が補助し外側から足根骨を固定している。後脛骨筋は内転力を働かせ内側から足根骨を固定している。この2つの筋の同時収縮によって足根骨は内外側から水平面固定される（図10）。

また、長腓骨筋と後脛骨筋は足根骨を矢状面固定する役割もしている。立脚中期後半で距骨と踵骨に対し足根骨を後方に固定し、母趾外転筋、短趾屈筋、足底方形筋、小趾外転筋がこの作用を補助する。

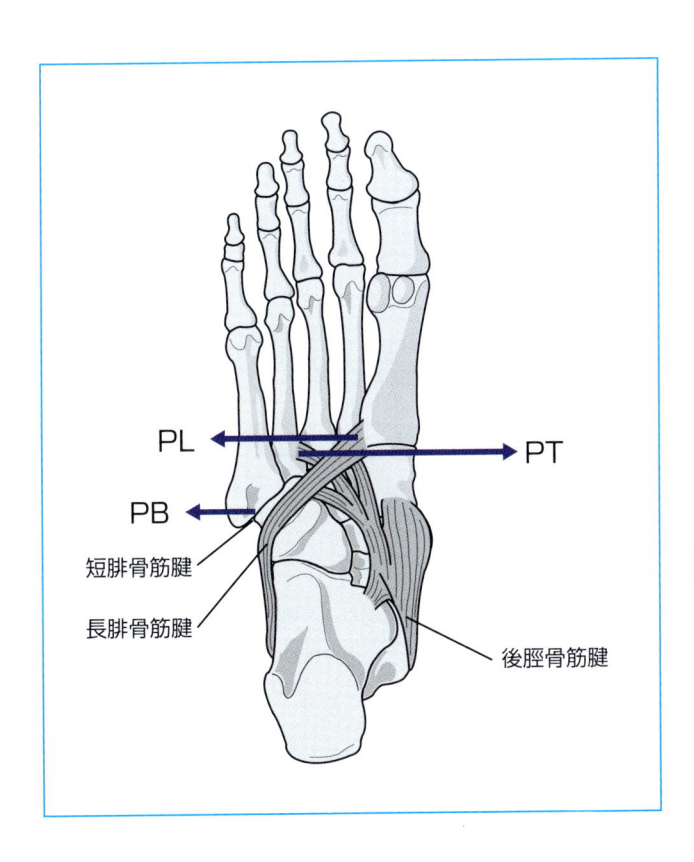

図10 足根骨の水平面固定（立脚中期）〔文献1引用改変〕

長腓骨筋は外転力を働かせ足根骨に第1列を固定し（PL），さらに短腓骨筋が補助し外側から足根骨を固定している（PB）．後脛骨筋は内転力を働かせ内側から足根骨を固定している（PT）．この2つの筋の同時収縮によって足根骨は内外側から水平面固定される．

④中足骨の固定

　前足部は推進期で全ての荷重を受けるだけでなく、強い剪断力を受ける。このため、中足骨は推進期でのこの荷重負荷機能を果たすために、その前の立脚中期後半で固定され安定した状態でなければならない。

　立脚中期前半では第2・3・4中足骨と足根骨を長趾屈筋と後脛骨筋が固定し、立脚中期後半では足底方形筋と虫様筋がこれを補助する。

　足内在筋は立脚中期後半に中足骨と足根骨を水平面固定する役割を果たす。また、このとき中足骨は床反力によって背屈する作用を受けるが、足内在筋はこの背屈作用に抵抗する役割もしている。

　第1列は長腓骨筋によって底側・外側・後方に牽引され足根骨に固定される。距骨下関節が中間位または回外位にあるとき、第1列基部は立方骨より高位にあり、長腓骨筋腱は第1列の運動軸にほぼ垂直位になる。このため、第1列に対して効果的に底屈・外転・後方に牽引力を働かせる。一方、距骨下関節が回内位にあるとき、第1列基部は立方骨より低位になる。このため、長腓骨筋の牽引力は第1列に対して外転力は作用するが、底屈力は作用しなくなる（図11）。

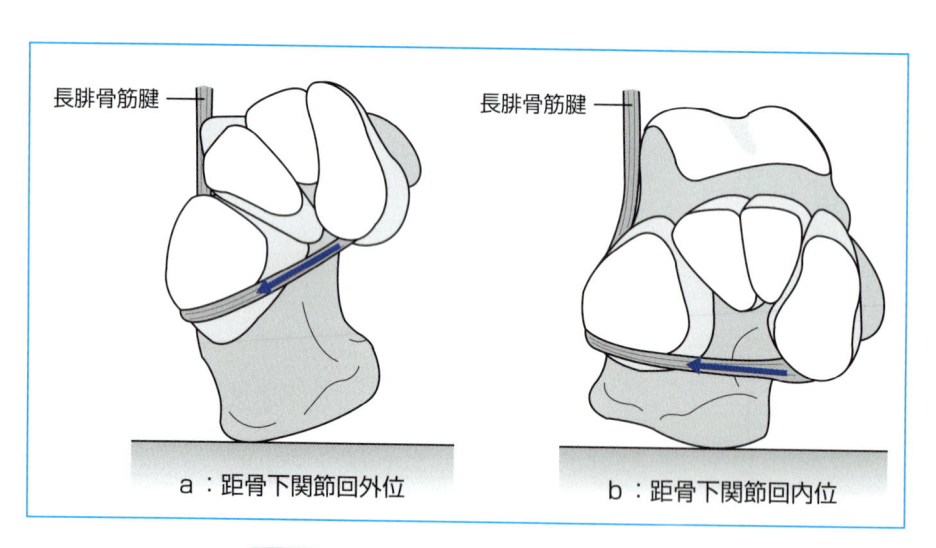

図11　中足骨の固定〔文献1 引用改変〕

a：距骨下関節が中間位または回外位にあるとき，第1列基部は立方骨より高位にあり，長腓骨筋腱は第1列の運動軸にほぼ垂直位になる．このため，第1列に対して効果的に底屈・外転・後方に牽引力を働かせる．

b：一方，距骨下関節が回内位にあるとき，第1列基部は立方骨より低位になる．このため，長腓骨筋の牽引力は第1列に対して外転力は作用するが，底屈力は作用しなくなる．

(3) 推進期
①推進期が始まる踵離地

　立脚中期後半で足部の上にある体幹、大腿骨、下腿骨は足部より前方に位置し、推進期でさらに足部の上を前方移動する。踵離地はこの身体の前方移動、下腿骨の減速、活動的膝関節屈曲などの相互作用から起こる。この踵離地を境にこの直前あたりから、股関節屈曲、膝関節屈曲が始まる。

　踵離地直前で膝関節屈曲が始まると、カーフ筋は下腿骨の前方への回転力を減速させるよりも足関節背屈を減速させる作用として働く（図12-a）。その後、踵離地が起こると踵部は非荷重となり前足部のみで荷重が行われる。踵離地直前で腓腹筋は膝関節の屈曲張力を維持し膝関節は屈曲する。このとき、下腿骨の前方への回転力も維持されているが、カーフ筋の足関節背屈の減速作用によって背屈は停止し、その後は足関節を底屈方向に加速させ、身体を前方に推進させる役割をする（図12-b）。

　この推進機能としての足関節底屈は、推進期前半では腓腹筋、ヒラメ筋、長趾屈筋、長母趾屈筋、長腓骨筋、後脛骨筋が作用し、推進期後半では長趾屈筋単独で作用する。

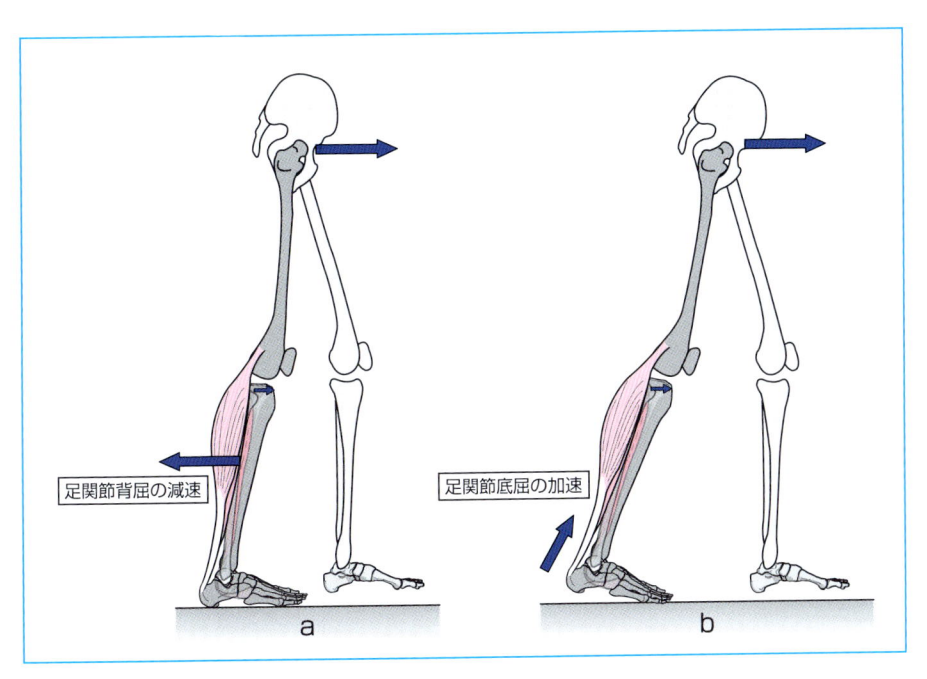

図12 推進期が始まる踵離地（推進期）
a：踵離地直前で膝関節屈曲が始まると，カーフ筋は下腿骨の前方への回転力を減速させるよりも足関節背屈を減速させる作用として働く．
b：踵離地が起こると，足関節背屈が停止した後は足関節を底屈方向に加速させ，身体を前方に推進させる役割をする．

②中足骨の水平面固定

推進期では前足部のみで荷重負荷を受けるため、床反力や剪断力によって前足部を開張させるストレスが加わる。このストレスに対し水平あぶみ筋は水平中足靱帯を支持し、この靱帯とともに中足骨を水平面固定する役割をしている（図13）。

推進期の母趾は母趾屈筋群によって床面に固定される。固定された母趾では、水平あぶみ筋は腓側種子骨を外側に牽引し中足骨を水平面固定する。

しかし、推進期に過度に回内する足部では母趾が不安定になり、母趾屈筋群の作用は著しく低下する。このため、推進期の母趾の固定性は失われ、水平あぶみ筋は腓側種子骨と母趾基節骨を外側に牽引する。このとき、母趾は固定されていないため、この牽引力は種子骨外側偏位が生じる要因となり、外反母趾の初期段階になる。

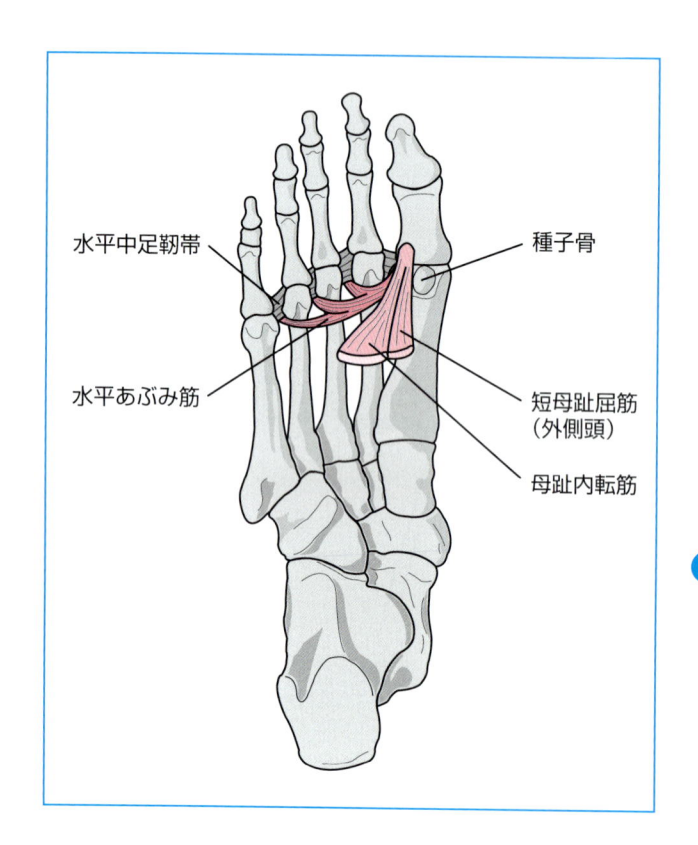

図13 中足骨の水平面固定（推進期）
〔文献1引用改変〕

推進期では前足部のみで荷重負荷を受けるため、床反力や剪断力によって前足部を開張させるストレスが加わる．
このストレスに対し水平あぶみ筋は水平中足靱帯を支持し、この靱帯とともに中足骨を水平面固定する役割をしている．

③荷重の内方移動

踵離地後、荷重は内方移動し足部外側は床面から離れる。この荷重の内側移動には主に長・短腓骨筋が関与する。

立脚中期でヒラメ筋などのカーフ筋は、足関節底屈・距骨下関節回外に作用することで前足部外側は床面に押しつけられ、前足部外側の固定をしている。その後、踵離地が起こると長腓骨筋は立方骨を持ち上げ、短腓骨筋の補助を受け足部外側を持ち上げて荷重を内方移動させる役割をしている。

④足趾の推進機能

推進期での正常な足趾は床面を固定し、各趾節間関節を伸展位で固定させ、これにより効率よく推進機能を発揮することができる。すなわち、床面の固定と足趾の固定として足趾の筋群が協調して働くことで、足趾の推進機能は効率よく発揮される。

長・短趾屈筋は足趾を床面に固定する役割をするが、その機能を有効に発揮するためにはその他の筋の足趾の固定作用が必要である。この時期に足趾を伸展位に固定する主な筋は虫様筋であり、これを長・短趾伸筋が補助する。骨間筋は中足趾節関節を内外側から水平面固定し、第3骨間筋と短小趾屈筋は第5趾の水平面固定をしている。

⑤母趾の推進機能

　母趾の推進機能を発揮するためには、第1列の固定と底屈、正常な種子骨機能、母趾を固定させる長・短母趾屈筋などの正常な筋機能などが必要である。これらの機能がなければ母趾は推進機能を発揮することができない。

　推進期が始まり足部全体は回外し、横足根関節斜軸を回外させ前足部は回外位になる。このため、母趾球が床面に接地し続けるためには、第1列を底屈させなければならない。

　種子骨は推進期で母趾を固定する筋群に滑車機能を提供し、これらの筋とともに中足趾節関節を固定する役割をしている。踵離地が起こると、第1列は底屈し荷重の内方移動に伴って母趾球は床面に固定される。このとき、種子骨は包囲する腱の牽引方向を決定する。そして、踵が床面からさらに持ち上がると母趾が伸展し、これらの筋が効果的に推進機能を発揮することができる（図14）。

　種子骨の先天性欠損や外科的切除をした症例では、母趾を固定する筋に滑車機能が提供されず、母趾の推進機能が低下している。

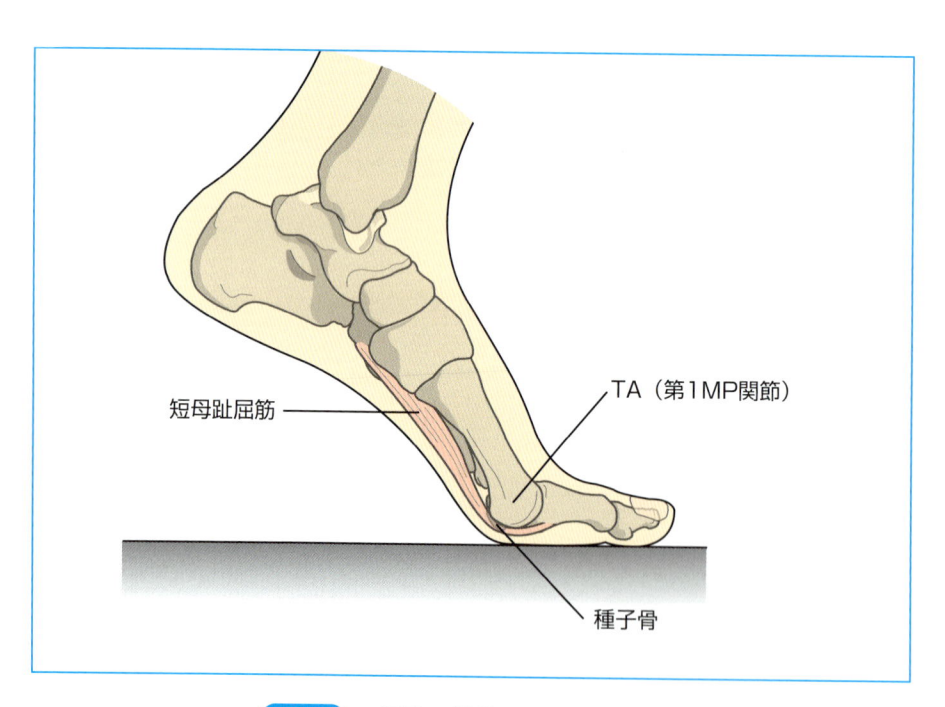

歩行の概要

図14　母趾の機能〔文献1引用改変〕

踵離地が起こると，母趾球は床面に固定される．このとき，種子骨は包囲する腱の牽引方向を決定する．
踵が床面からさらに持ち上がると母趾が伸展し，これらの筋が効果的に推進機能を発揮することができる．

Ⅱ. 歩行分析のポイント

　歩行は身体を前方に移動させるために、立脚相と遊脚相が左右交互に繰り返される循環運動であり、直線的進行を行う動作である。その動きは流動的でなければならない。流動的な循環運動を遂行するためには、時間的、力動的、空間的過程が必要になる。

　①**時間的過程**：加速や減速を繰り返し、身体各関節は全くの静止状態というものはなく、常に動いている。歩行立脚相では両脚支持期で加速し、単脚支持期で減速する。

　②**力動的過程**：流動性は力動性の中に展開される。それは緊張変化の中に表出される。緊張が続けば動きに流動性は生まれない。適度な緊張と弛緩が行われてはじめて動きに流動性が生まれる。歩行動作では特に足の上に体重がしっかりと乗ってこないと緊張は生まれないし、またその後の弛緩も生まれてこない。

　③**空間的過程**：四肢の動きが曲線的な形態の動きは流動性を生むが、角ばった動きが現れると流動性は生まれてこない。

1）歩行分析のポイント（全体像の捉え方）

　歩行分析のポイントとして、まず始めに全体像を捉え、その上で身体各分節の局所を捉えることが重要となる。身体各分節に加わるメカニカルストレスは障害局所の関節運動やアライメントだけで決定することはない。局所の関節運動やアライメントが同じように見えても、身体全体の体重の乗り方や回旋の状態などによって全く異なるメカニカルストレスが生じる。このため、歩行分析において局所だけを分析しても障害局所のストレスメカニズムを捉えることは決してできない。こうしたことから、全体像から捉え、その上で局所を捉えることが必要なのである。また、全体像を捉えることにより、局所の変化はより捉えやすくなる。

　歩行分析において全体像を捉えるポイントは以下の通りである（図15）。

---

① 動きに流動性があるか？
② 障害側は蹴り出し脚か，踏み出し脚か？（図16,17）
③ 足の上に体重がしっかりと乗っているか？（図18）
④ 直線的に進行しているか？
⑤ 動きにリズムがあるか？
⑥ 左右立脚における動きの転換に遅れはないか？
⑦ 遊脚相での弛緩はあるか？（図19）
⑧ 前後への過度な移動はないか？
⑨ 左右の回旋に非対称が認められるか？
⑩ 左右への過度な移動はないか？
⑪ 各々の動きがどの時期で起こっているか？（図20）

図15　歩行分析のポイント（全体像を捉え方）

①動きに流動性があるか？

　冒頭で説明した時間的、力動的、空間的過程において動きに流動性があるのかを分析する。動きに流動性がない場合、流動性を阻害している原因を考察しながら分析することが重要となる。

②**障害側は蹴り出し脚か、踏み出し脚か？**（図16,17）

　蹴り出し脚と踏み出し脚は、個人間の左右相対的な相違で決定している。その定義は、立脚相で下肢全体の動きが後方への動きが大きいものが蹴り出し脚で、前方への動きが大きいものが踏み出し脚である。人間の歩行において左右の蹴り出しが同じ人は一人としていない。このため、蹴り出し脚と踏み出し脚を区別して観察する必要がある（図16）。

　蹴り出し脚では次のような運動が優位に生じる。すなわち、同側の肩甲帯の前方回旋、骨盤の後方回旋、股関節伸展・内旋、膝関節伸展・外旋、足関節底屈、足部回内である。また、体重が内方移動しやすい特徴がある（図17-a）。

　踏み出し脚では次のような運動が優位に生じる。すなわち、同側の肩甲帯の後方回旋、骨盤の前方回旋、股関節屈曲・外旋、膝関節屈曲・内旋、足関節背屈、足部回外である。また、体重が外方移動しやすい特徴がある（図17-b）。

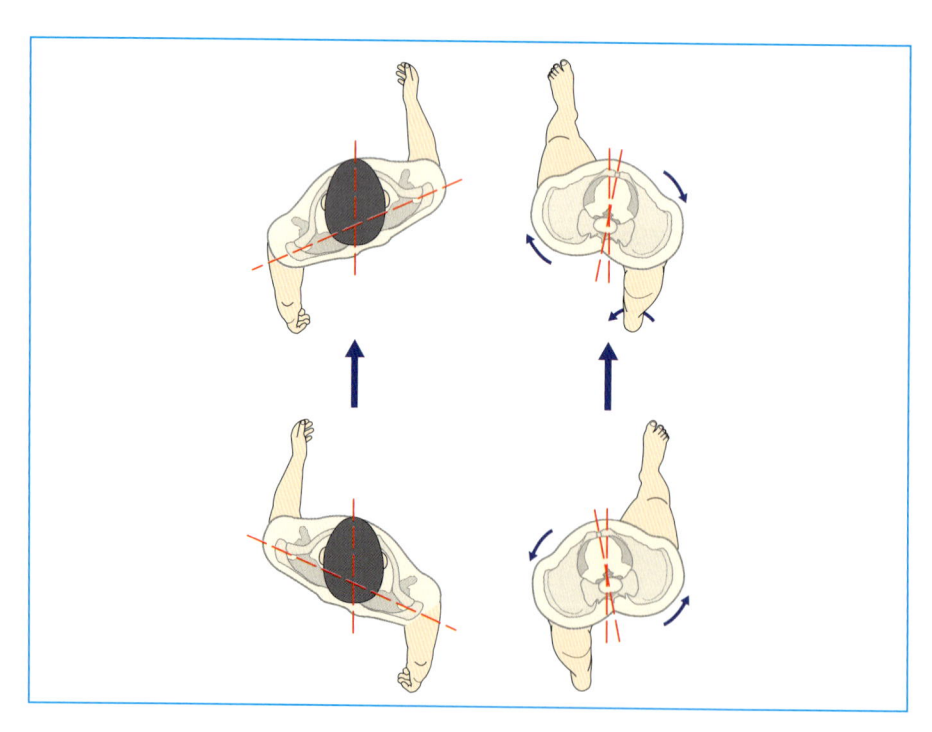

図16　蹴り出し脚と踏み出し脚

歩行では，図のように蹴り出しと踏み出しを交互に繰り返しながら身体を前進させている．
人間の歩行において左右の蹴り出しが同じ人は一人としていない．
蹴り出し脚と踏み出し脚の定義は、立脚相で下肢全体の動きが後方への動きが大きいものが蹴り出し脚で、前方への動きが大きいものが踏み出し脚である．

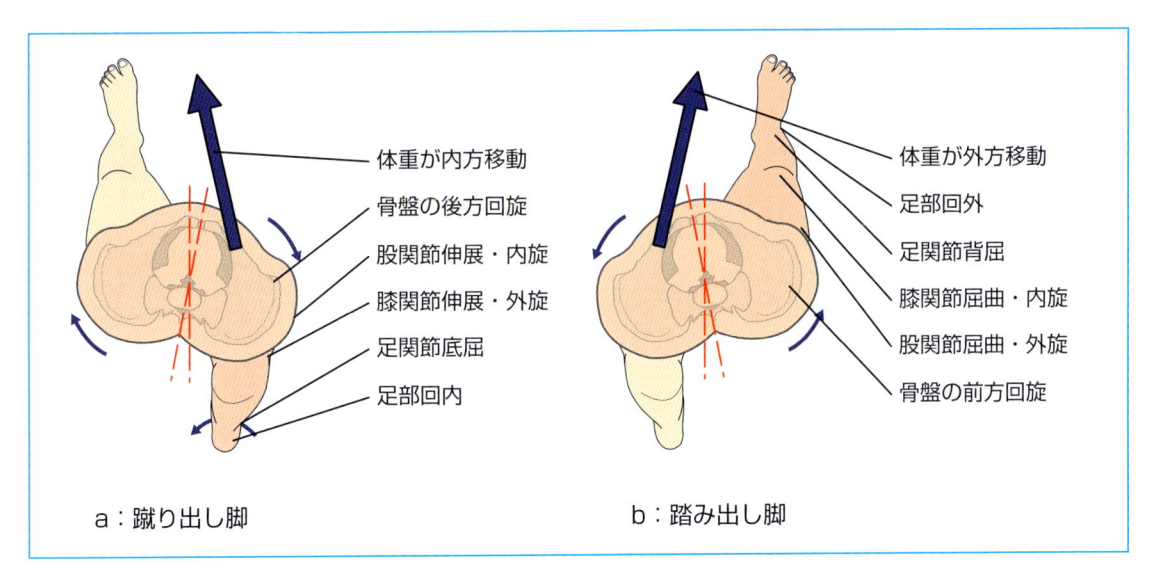

図17　蹴り出し脚と踏み出し脚の特徴

a：蹴り出し脚
- 体重が内方移動
- 骨盤の後方回旋
- 股関節伸展・内旋
- 膝関節伸展・外旋
- 足関節底屈
- 足部回内

b：踏み出し脚
- 体重が外方移動
- 足部回外
- 足関節背屈
- 膝関節屈曲・内旋
- 股関節屈曲・外旋
- 骨盤の前方回旋

③足の上に体重がしっかりと乗っているか？

　図18-aのように、棒の上に体重が真っ直ぐに乗っていれば棒には弯曲や回旋のストレスは加わらない。これに対し、図18-bのように棒の上に体重が真っ直ぐに乗っていなければ棒には様々な弯曲や回旋のストレスが加わる（「入谷の棒の理論」）。このことは、人間の下肢においても同様なことがいえる。歩行は前進運動であるため、特に矢状面での体重の乗り方を捉えることが最も重要である。矢状面で足の上にしっかり体重が乗ってこなければ、他の2つの身体面にも異常なメカニカルストレスが生じる。逆に、矢状面で足の上にしっかり体重が乗っていれば、他の2つの身体面の異常なメカニカルストレスはある程度抑えることができる。

　この矢状面での体重の乗り方の観察の重要なポイントの1つは股関節である。股関節が内旋位にあれば体重は乗っているが、外旋にあれば体重は乗っていない。ただし、過度な内旋位は体重が乗り過ぎていることになる。

④直線的に進行しているか？

　歩行は身体を前方に移動させるための直線的進行を行う動作である。このため、効率よく、より直線的に進行しているのかという視点を持って分析することは重要である。直線的進行から身体がわずかにずれるだけで、身体はそれを補正しようと即座に反応し身体アライメントは変化してしまう。このような変化を念頭において歩行を分析する必要がある。直線的進行に対して、効率性が欠如している場合、その原因がどこにあるのかを考察しながら分析する必要がある。

歩行の概要

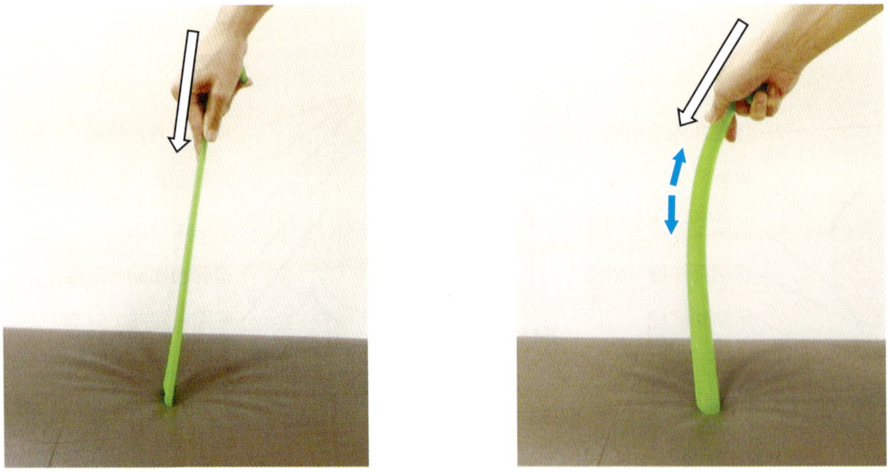

a：まっすぐに荷重が加わると棒は弯曲しない．

b：まっすぐに荷重が加わらないと棒には弯曲や回旋力が生じる．

図18 入谷の"棒の理論"

⑤動きにリズムがあるか？

　歩行は左右交互に繰り返される循環運動であるため、動きがリズミカルである必要がある。動きにリズムがない場合、その原因がどこにあるのかを考察しながら分析する必要がある。

⑥左右立脚における動きの転換に遅れはないか？

　左右立脚における動きの転換の遅れは、スムースで効率的な体重移動を遅らせ、身体にメカニカルストレスを生じさせる要因となる。このため、その原因がどこにあるのかを考察しながら分析する必要がある。

⑦遊脚相での弛緩はあるか？

　歩行では適正な緊張と弛緩の繰り返しが必要である。特に、遊脚相では適度な弛緩が必要となる。遊脚相で緊張が生じている場合、立脚相にそれを助長する原因があることが多い。特に、③の足の上に体重が乗っていることかどうかが重要である。足の上にしっかりと体重が乗っていれば遊脚相で適度な弛緩が生じるが（図19-a）、体重が乗っていなければ遊脚相での適度な弛緩は生じない（図19-b）。

⑧前後への過度な移動はないか？

　歩行は前進運動であるため、体重の乗り方も含め矢状面での前後への過度な移動を詳細に捉える必要がある。障害のストレスメカニズムと矢状面動作とは必ず強い関連性がある。

図19　遊脚相での弛緩
a：足の上にしっかりと体重が乗っていれば遊脚相で適度な弛緩が生じる．
b：体重が乗っていなければ遊脚相での適度な弛緩は生じない．

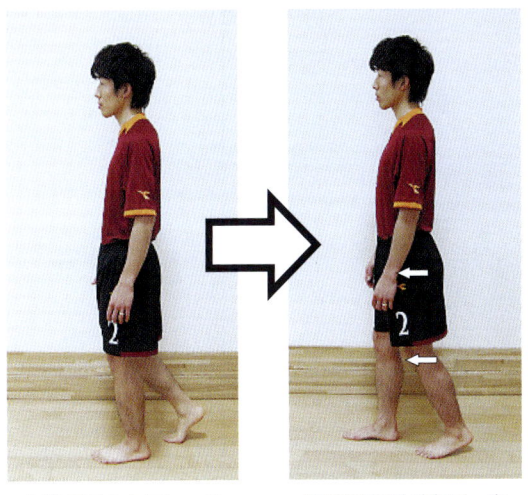

（a）立脚で足の上にしっかりと体重が乗っている → 適度に弛緩が生じ，自然な振り出しが生じる

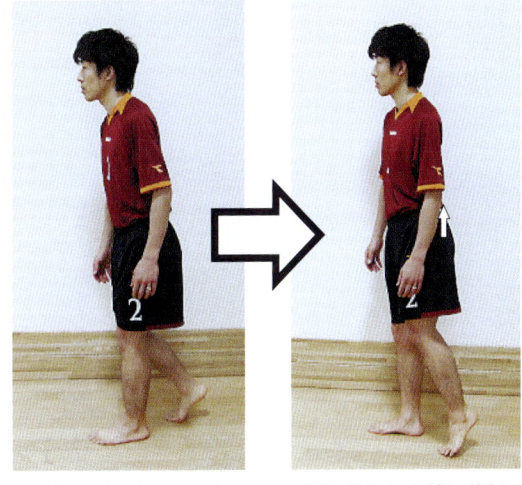

（b）立脚で足の上にしっかり体重が乗っていない → 振り出しに自然に移行できず，緊張が生じる

⑨左右の回旋に非対称が認められるか？

　身体各分節の回旋が過度に起こっていないか，非対称が認められないかを捉えることが必要である。そのためには，水平面では特に蹴り出し脚および踏み出し脚を捉えることが重要となる。

⑩左右への過度な移動はないか？

　前額面での左右への過度な移動があればそれを捉える必要がある。歩行分析では前額面で異常がある場合，その原因を矢状面と水平面動作と関連づけて考察することが臨床においては極めて重要である。

⑪各々の動きがどの時期で起こっているか？

　従来の歩行分析は特に立脚相におけるある局面での姿勢変化や身体各分節の局所変化のみしか分析していない。しかし，歩行では異常が歩行周期のどの時期で起こっているのかによって臨床的な意味合いが異なってくる。このため，臨床では実際の動きの中で，各々の姿勢変化や局所変化がどの時期に起こっているのかを捉えなければならない（図20）。

歩行の概要

75

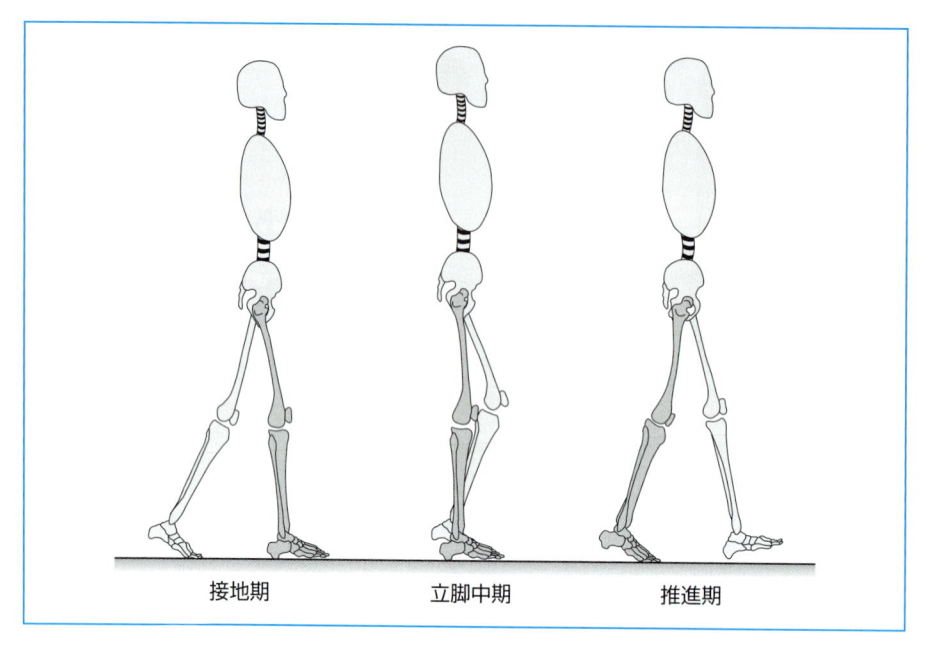

図20 各々の動きが起こる時期

接地期　　立脚中期　　推進期

歩行では異常が歩行周期のどの時期で起こっているのかによって臨床的な意味合いは異なってくる．このため，臨床では各々の姿勢変化や局所変化がどの時期に起こっているのかを捉えなければならない．

2) 歩行分析のポイント（局所の捉え方）

　歩行分析では、局所を詳細に捉えることも重要となる。入谷式足底板では特に足部・足関節の分析の重要性が高いため、基礎編では歩行分析の局所を捉えるポイントとして、足部・足関節を中心に説明する。実際の臨床においては、膝関節、股関節、体幹についても同様に、詳細に捉えていくようにして欲しい。

　歩行分析において局所を捉えるポイントは以下の通りである（図21）。

---

① 床面に対して足底は全面接地しているか？（図22）
　床面に対して過度な回内荷重，過度な回外荷重をしていないか？
② 踵接地は過度な回外接地，過度な回内接地をしていないか？（図23）
③ 蹴り出し時に過度な回内および回外が生じていないか？（図24）
　母趾方向に向かっているか？
④ 足関節に過度な背屈荷重，早期の底屈減少が認められないか？（図25）
⑤ 下腿の過度な前方移動が起きていないか？
　過度な後方移動が起きていないか？（図26）

図21 歩行分析のポイント（局所を捉え方）

歩行の概要

①床面に対して足底は全面接地しているか？床面に対して過度な回内荷重、過度な回外荷重をしていないか？

床面に対する過度な回内荷重および回外荷重は、全体像で紹介した全てのポイントと関連している（図22）。これを踏まえ臨床では、全体像から局所、局所から全体像を繰り返し観察する必要がある。

例えば、歩行時に時間的過程で停滞があり流動性が欠如している場合、こうした停滞が矢状面での下肢の前方への回転運動を阻害させることがある。このような場合、これが前額面で過度な体重の外方移動を生じさせる原因となり、足部では過度な回外荷重を伴うことも多い。

また、例えば、足の上にしっかりと体重が乗っていないと、「入谷の棒の理論（図18）参照」で説明したように下肢には様々な弯曲や回旋のストレスが生じる。これに付随して足部には過度な回内および回外荷重が生じることになる。

このように、臨床においては常に全体像との関連性を考察しながら分析することが重要となる。

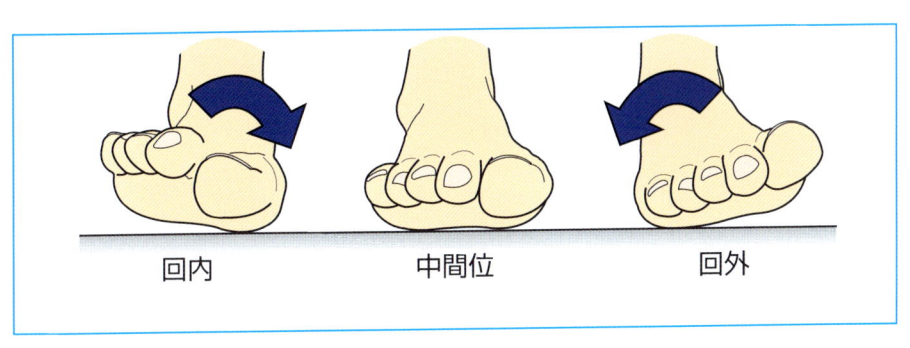

図22　足部全体の回内・回外

②踵接地は過度な回外接地、過度な回内接地をしていないか？

踵接地時における過度な回外接地および回内接地は、特に以下の全体像と関連している（図23）。
- 蹴り出し脚か、踏み出し脚か？
- 接地時の前後および左右への過度な移動はないか？

例えば、踏み出し脚の場合、体重が外方移動しやすい特徴があり、これが足部での過度な回外接地の原因となることがある。

このように、臨床においては常に全体像との関連性を考察しながら分析することが重要となる。

回外位　　　　　中間位　　　　　回内位

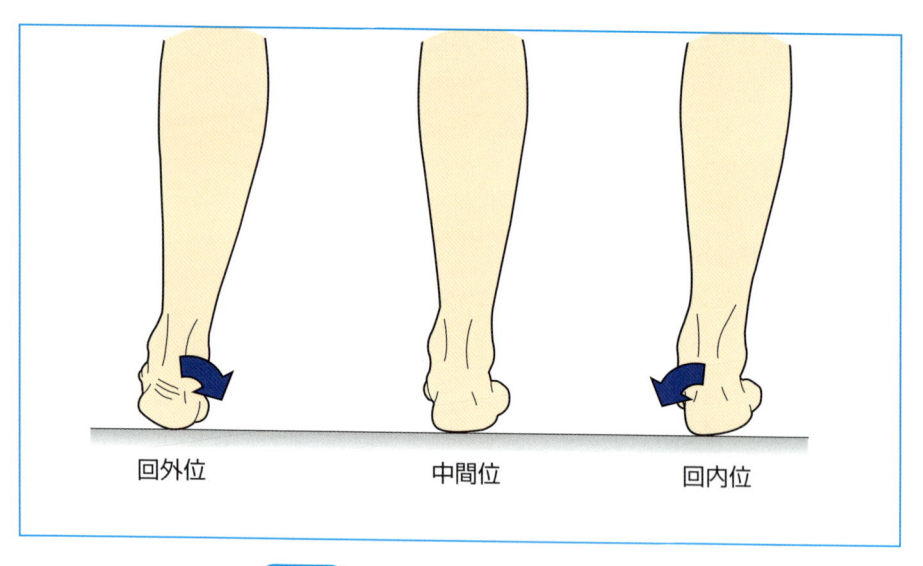

図23　踵接地の過度な回内・回外

③蹴り出し時に過度な回内および回外が生じていないか？母趾方向に向かっているか？

蹴り出し時の過度な回内および回外は、特に以下の全体像と関連している（図24）。

- 蹴り出し脚か、踏み出し脚か？
- 蹴り出し時に足の上に体重がしっかりと乗っているか？
- 蹴り出し時に左右および前後への過度な移動はないか？
- 蹴り出し時に過度な回旋はないか、左右の回旋に非対称が認められるか？

例えば、蹴り出し時に過度な体重の内方移動がある場合、足部での過度な回内の原因となることがある。

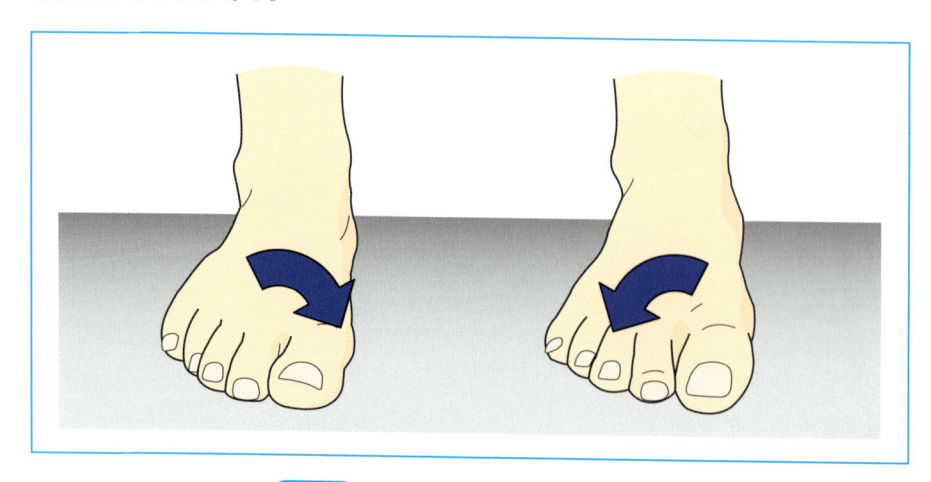

図24　推進期の過度な回内・回外

また、例えば、蹴り出し時に下肢に過度な回旋がある場合、この回旋に付随して足部にも過度な回内および回外が生じることになる。
　このように、臨床においては常に全体像との関連性を考察しながら分析することが重要となる。

④足関節に過度な背屈荷重、早期の底屈が認められないか？

　足関節の過度な背屈荷重および早期の底屈は、特に以下の全体像と関連している（図25）。

- 蹴り出し脚か、踏み出し脚か？
- 足の上に体重がしっかりと乗っているか？
- 前後への過度な移動はないか？

これを踏まえ臨床では、全体像から局所、局所から全体像を繰り返し観察する必要がある。

　例えば、立脚中期後半で体重の過度な前方移動がある場合、この時期から起こる膝関節の屈曲はより早く生じることになる。このため、足関節の早期の底屈の原因となる。
　このように、臨床においては常に全体像との関連性を考察しながら分析することが重要となる。

過度な背屈　　　　　　　早期の底屈

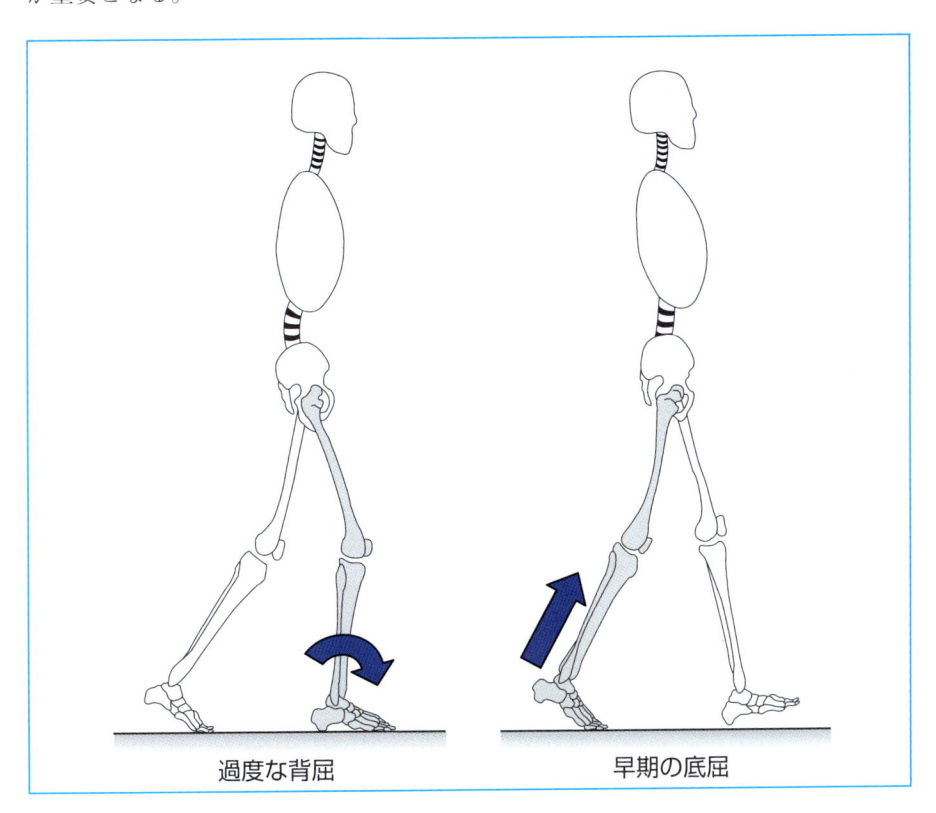

図25　足関節の過度な背屈と早期の底屈

⑤下腿骨の過度な前方移動が起きていないか、過度な後方移動が起きていないか？

下腿骨の過度な前方移動および後方移動は、特に以下の全体像と関連している（図26）。

- 足の上に体重がしっかりと乗っているか？
- 直線的に進行しているか？
- 前後への過度な移動はないか？
- 過度な回旋はないか、左右の回旋に非対称が認められるか？

これを踏まえ臨床では、全体像から局所、局所から全体像を繰り返し観察する必要がある。

例えば、下肢が外旋位で荷重している場合、体重の前方移動は阻害されることがある。これは下腿骨の過度な後方移動が生じる原因となる。

このように、臨床においては常に全体像との関連性を考察しながら分析することが重要となる。

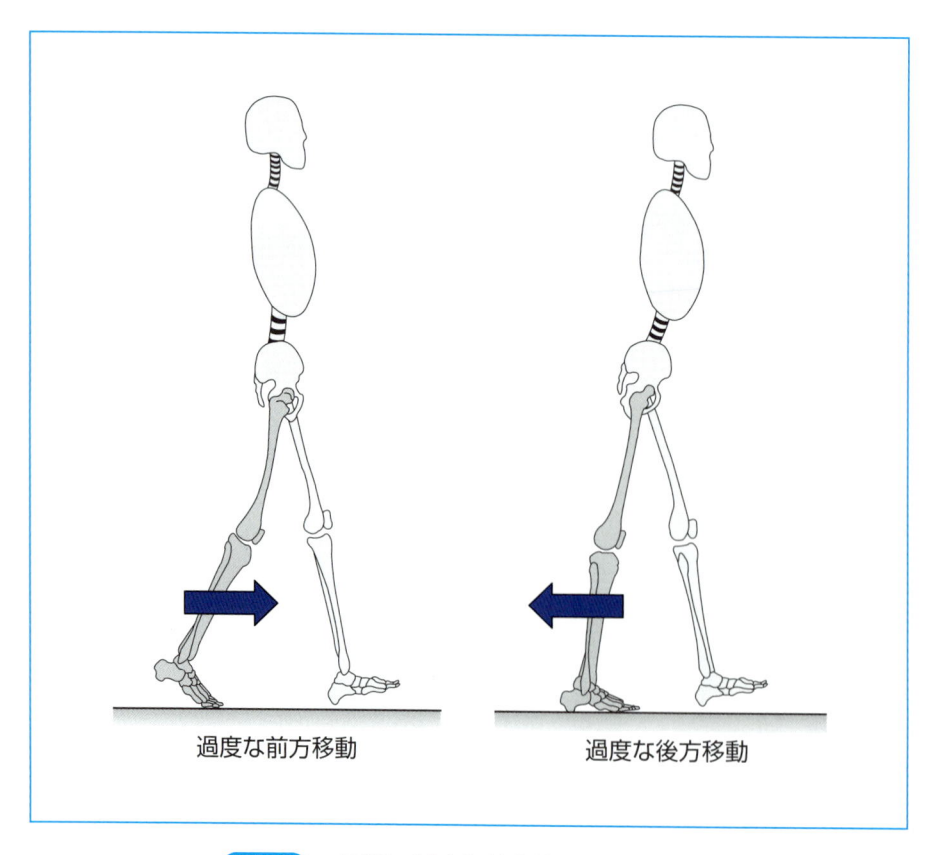

図26　下腿の過度な前方移動と後方移動

3） 歩行分析から全体像と局所を統合し、メカニカルストレスを考察する

　前述したように、従来の歩行分析は歩行周期、特に立脚相における局面での姿勢変化や身体各分節の局所変化のみを分析しており、これでは臨床で意味をなす歩行分析はできない。

　歩行分析では、全体像を捉えるだけでも、局所を捉えるだけでも、それは観察しているだけにすぎず、ほとんど意味のある分析とはならない。身体全体の動きとしての全体像を捉える中で、運動連鎖を考えながら局所を捉えていく必要がある。これにより、歩行分析と障害局所のストレスメカニズムを意味のある形で結びつけることができる。また、全体像と局所の両方を捉え、全体像から常に局所を予測してみることもできる。これにより、分析時間は短縮し、短時間で問題解決に繋がる分析をすることができる。

　こうしたことから、

　実際の臨床における動作分析では、全体像から局所、局所から全体像を捉えるということの繰り返しを行うことが極めて重要となる。

　このことを、変形性膝関節症の症例を例に挙げ説明したい。変形性膝関節症には様々なタイプがあるが、ここでは接地期に膝のスラスト現象が生じ、これが疼痛の主要因となっているタイプの症例を例に挙げる。この場合、局所としての接地期に膝関節の内反がどのように全体像と関連しているのかを考察しながら捉えることが重要となる。例えば、このような症例の場合では、踏み出し脚で、接地期の体重が後外方に偏位し、この偏位を上半身の前内方移動で補償していることが多い。このため、下半身の後外方移動が助長され、これが膝関節の内反を誘発していると考えられる（図27）。

　このように、歩行分析を行うに際して全体像と局所を統合して捉えることで、障害局所の治療においても、全体像と関連づけ運動連鎖を通じて変化させることができる。こうしたことを踏まえ、入谷式足底板では、第4章で説明する直接的評価を施行し、足底板を作製するのである（図28）。

歩行の概要

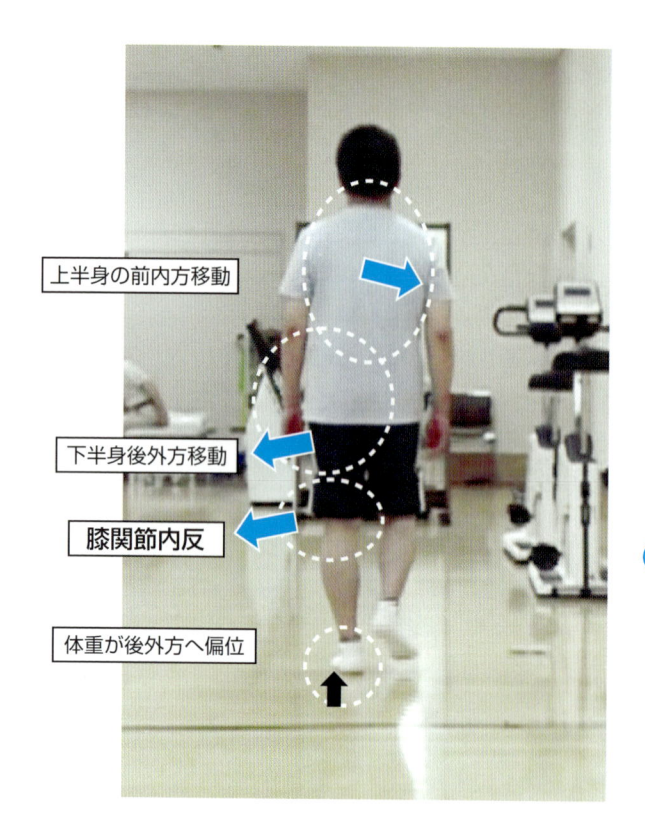

図27 変形性膝関節症によくみられる動き

- 上半身の前内方移動
- 下半身後外方移動
- 膝関節内反
- 体重が後外方へ偏位

接地期の体重が後外方に偏位し，この偏位を上半身の前内方移動で補償していることも多い．
このため，下半身の後外方移動が助長され，これが膝関節の内反を誘発している．

全体像から局所，局所から全体像を捉えることを繰り返す
（全体像だけを捉えるものでも，局所だけを捉えるものでも，
　　　　　　　　意味のある分析をすることはできない）

↓

全体像と局所の分析を統合し，ストレスメカニズムを考察する
（全体像を捉える中で，全体像が運動連鎖的に
　　　　　　局所に与える影響を考えながら，局所を捉える）

↓

治療目的を明確にする

↓

直接的評価を行う
（どの誘導を行えば，治療目的を達成できるのかを確認する）

図28 歩行分析からメカニカルストレスを考察し，直接的評価を施行するまでの流れ

第4章
足底板作製のための直接的評価

第4章　足底板作製のための直接的評価

総論

　入谷式足底板では、足部の各々の関節をどの方向に、どのくらいの量を誘導すれば、目的とする身体誘導ができるのかを必ず確認してから作製している。具体的には、個々の症例や選手にテーピングやパッドを用いて評価することで、足部関節肢位および足底板の各部位の高さを決定している。この足底板の形状を決定するための評価を"足底板作製のための直接的評価（以下、直接的評価）"という。

　入谷式足底板では、この直接的評価を施行し、必ず目的とする身体の姿勢や動作が変化したことを確認してから足底板作製の手順に入る。そして、この直接的評価の結果に沿って足底板の形状を決定し、実際の作製を行う。このため、直接的評価の結果を必ず足底板に反映させることができる。これらの作製過程が、従来の足底板とは全く異なる入谷式足底板の最も大きな特徴である。

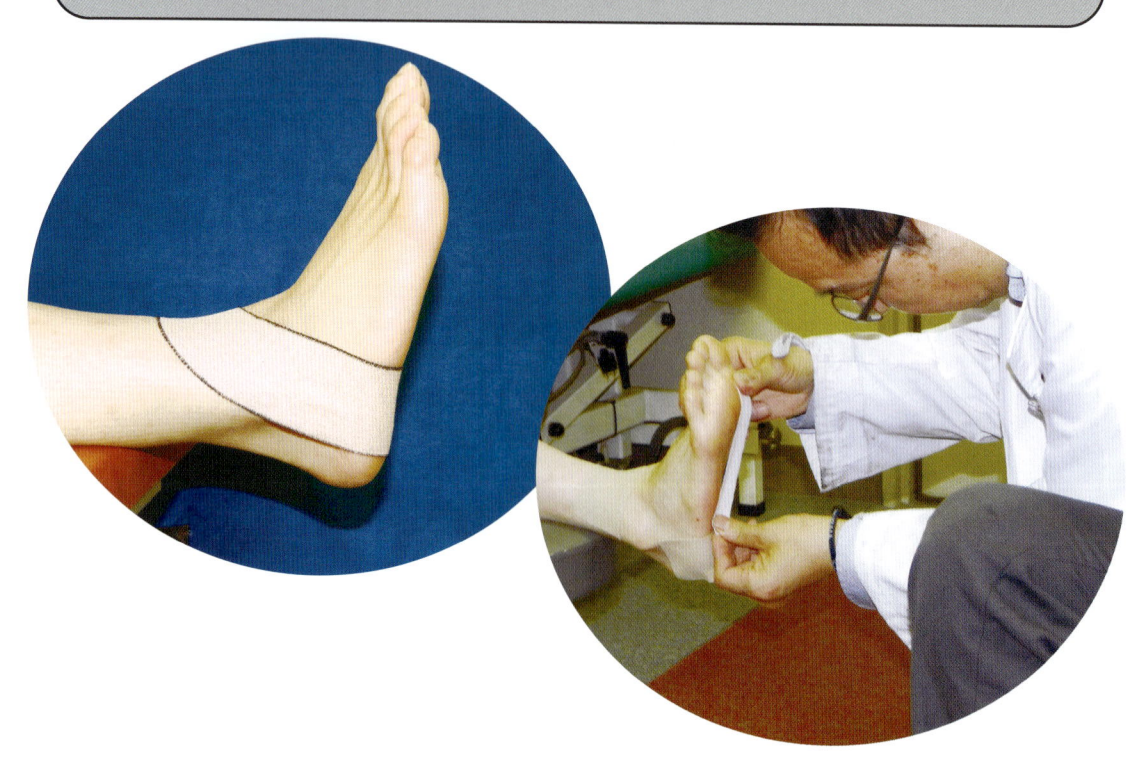

入谷式足底板の基礎では、テーピングやパッドを用いて直接的評価を行い、その上で足部関節肢位および足底板の各部位の高さを決定している。具体的には距骨下関節、第1列、第5列、内側楔状骨、果部、第2〜4列などの直接的評価を行い、それを足底板の形状に反映させている。

　直接的評価の説明に入る前に、まずは図1を見て頂きたい。この図1は、入谷式足底板における直接的評価と足底板との関係を簡単にまとめたものである。この図1を見ることで、直接的評価と足底板の形状がどのように関連しているのかイメージしやすくなると思われる。実際の臨床では、こうした評価と足底板の形状との関連をイメージして行うことも必要となる。

　具体的には、①内側縦アーチ中足骨部は第1列の誘導と関連している。②内側縦アーチ舟状骨部と③踵骨載距突起部は距骨下関節の誘導及び内側楔状骨矯正誘導と関連している。④外側縦アーチ踵骨・立方骨部は距骨下関節及び果部誘導と関連している。⑤中足骨レベルの横アーチは第2〜4列の誘導に関連している。

　この章では著者が実際に行っているテーピングを用いた評価とパッドを用いた評価を紹介したい。さらに、各直接的評価を「誘導方法」「誘導による身体動作の変化」「観察のポイント」「関連する臨床的な動作と症状の例」の4つの観点で解説している。各評価の正しい方法と臨床的な意義をしっかりと把握し、実践で使える評価にして頂きたい。

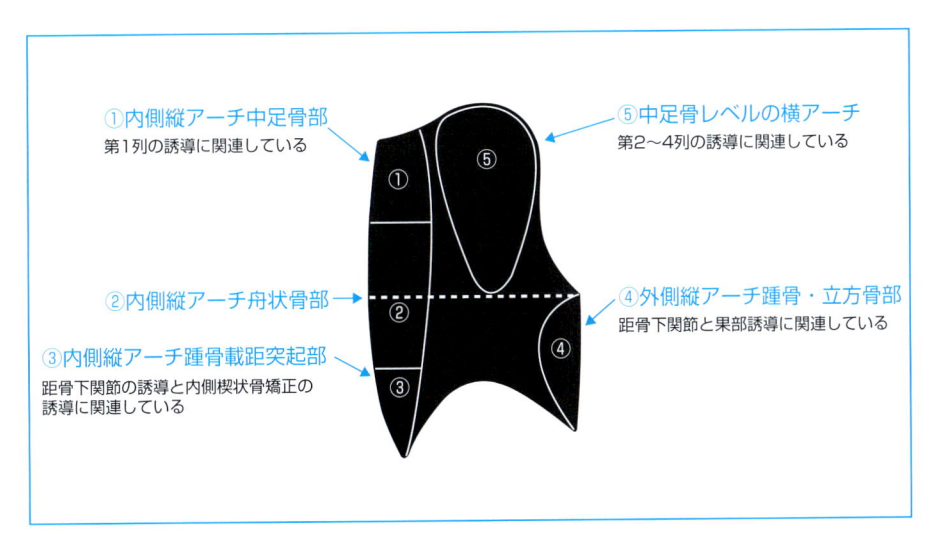

図1　アーチパッド部分の構成（基礎編）

①内側縦アーチ中足骨部　第1列の誘導に関連している
⑤中足骨レベルの横アーチ　第2〜4列の誘導に関連している
②内側縦アーチ舟状骨部
④外側縦アーチ踵骨・立方骨部　距骨下関節と果部誘導に関連している
③内側縦アーチ踵骨載距突起部　距骨下関節の誘導と内側楔状骨矯正の誘導に関連している

Ⅰ. 足部テーピングを用いた評価

　足部は後足部・中足部・前足部に分類されるが、可動性を有しているのは後足部と前足部である。このため、評価は後足部と前足部を中心に、テーピングを用いて各関節の誘導を施行する。その変化を評価することにより、適正な関節肢位を決定することができる。

1）距骨下関節誘導
【誘導方法】：50mm巾の伸縮性のテーピングを用いる。

　①**距骨下関節回外誘導**（図2-a）（図3）：距骨下関節での踵骨を回外位かつ足関節を中間位に保持させ、踵後外側から内果下方を通し下腿骨前外側方向に向かってテーピングの張力を加えないで螺旋状に巻く。この際に足関節を越えたところではほぼ水平に方向を変えることがポイントである。

　②**距骨下関節回内誘導**（図2-b）（図4）：距骨下関節での踵骨を回内位かつ足関節を中間位に保持させ、踵後内側から立方骨下端を通過し下腿骨前内側方向に向かってテーピングの張力を加えないで螺旋状に巻く。この際に上記同様に足関節を越えたところではほぼ水平に方向を変えることがポイントである。

　※注意点は、足関節前面にテーピングがかからないことと、あらかじめ目的とする足関節肢位を保持させ、テーピングに強い張力を加えないことである（詳細は第2章32ページ参照）。

　※両側回外誘導の後、片側ずつ回内誘導し、どちらかを選択する。

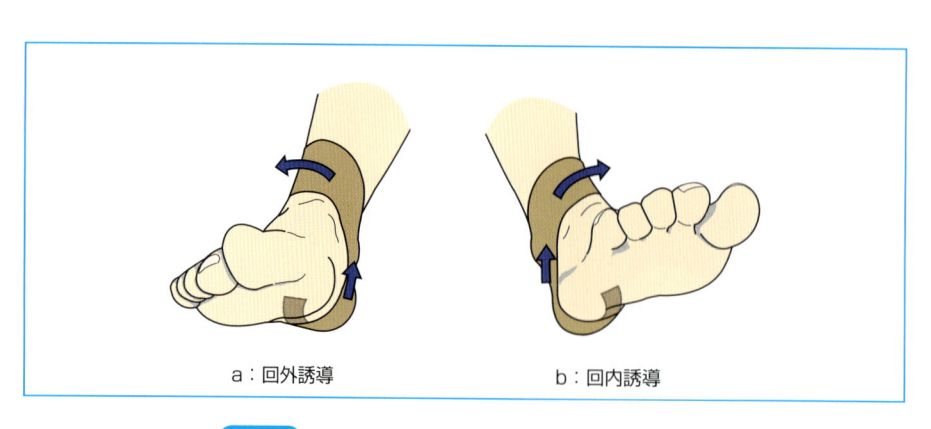

▶ 詳細は特典映像2を参照されたい。

a：回外誘導　　b：回内誘導

図2　距骨下関節の関節誘導テーピング
＊50mm巾の伸縮性テーピングを使用.

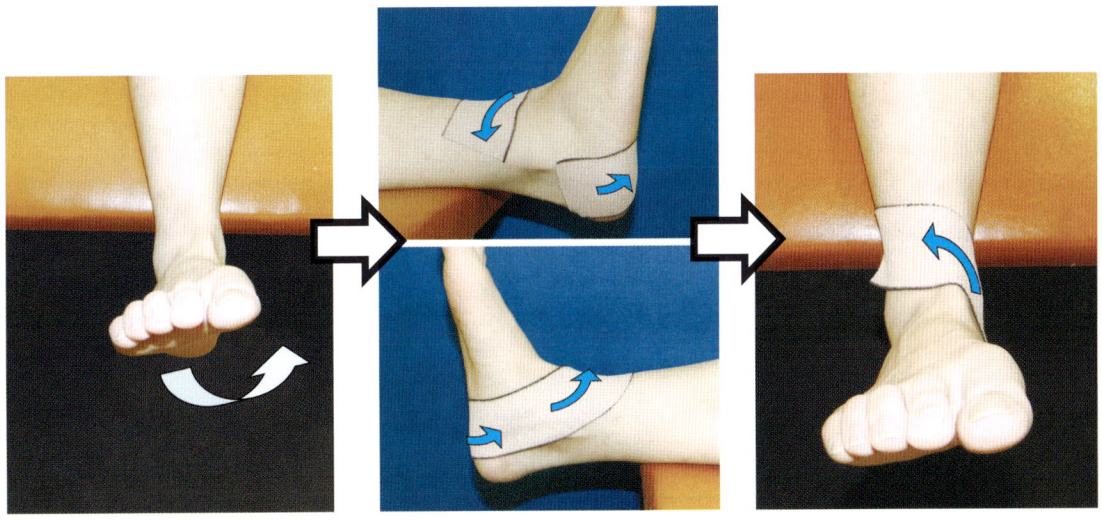

a：距骨下関節での踵骨を軽度
　回外位かつ足関節を中間位
　に保持する．

b：踵後外側から内果下方を通過
　し，下腿前外側方向に向かって
　テーピングに張力を加えない
　で，螺旋状に巻く．

c：ポイントは，足関節前面を
　越えたところで，ほぼ水平
　に向きを変えることであ
　る．

図3 距骨下関節回外誘導テーピング

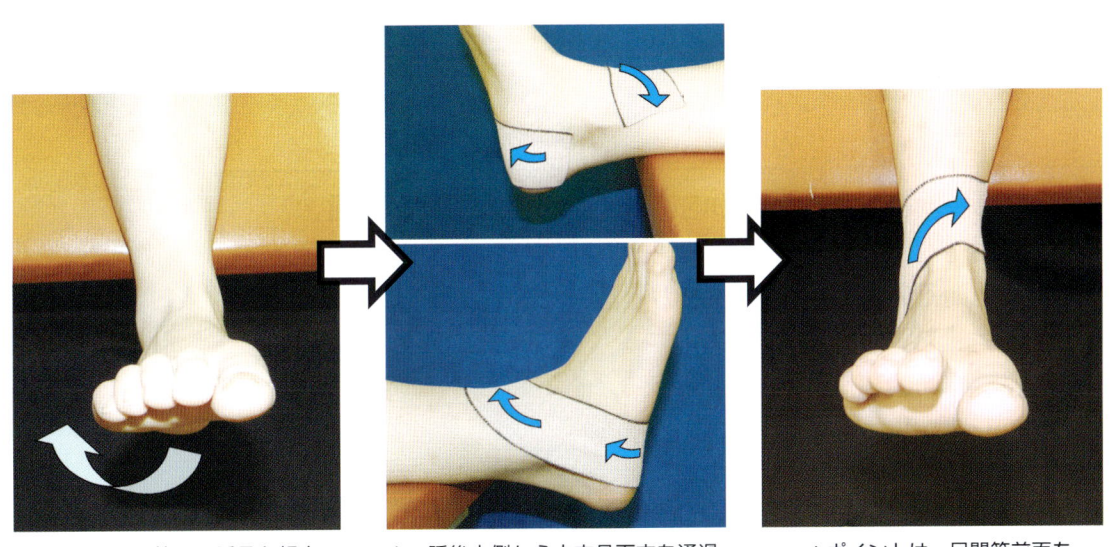

a：距骨下関節での踵骨を軽度
　回内位かつ足関節を中間位
　に保持する．

b：踵後内側から立方骨下方を通過
　し，下腿前内側方向に向かって
　テーピングに張力を加えない
　で，螺旋状に巻く．

c：ポイントは，足関節前面を
　越えたところで，ほぼ水平
　に向きを変えることであ
　る．

図4 距骨下関節回内誘導テーピング

足底板作製のための直接的評価

【誘導による身体動作の変化】

　距骨下関節誘導は、踵接地から立脚中期前半までの身体動作や足部アライメントに影響を与える。通常、この時期は足部の回内により衝撃を吸収する。

　距骨下関節回外誘導ではこの衝撃吸収が制限され時間的停滞がなくなることから早期に体重の前方移動が生じる。また、距骨下関節回外位では足関節底屈させ、下腿の内旋制限をするため、足部や下肢アライメントに様々な影響を及ぼす。下記に距骨下関節回外誘導の影響をまとめる（表1-a）。

　なお、距骨下関節回内誘導では、この逆の影響を与える（表1-b）。

- 立脚中期前半での下腿の内旋、骨盤の前方回旋の抑制
  （相対的に膝関節外旋、股関節内旋）（29ページ参照）
- 接地期での体重の早期前方移動
- 足関節を底屈方向へ誘導
- 脛腓関節の離開の制動
- 第1列の可動域を減少

表1-a 距骨下関節回外誘導による身体動作の変化

- 立脚中期前半での下腿の内旋、骨盤の前方回旋の促通
  （相対的に膝関節内旋、股関節外旋）（29ページ参照）
- 接地期での体重の前方移動の遅延
- 足関節を背屈方向へ誘導
- 脛腓関節の離開
- 第1列の可動域を増大

表1-b 距骨下関節回内誘導による身体動作の変化

【観察のポイント】

　距骨下関節を誘導したとき、主に接地期から立脚中期前半までの時期における身体動作や足部アライメントの変化を観察することが重要となる。特に、この時期の身体の①回旋（図5-a）、体重の②前後移動（図5-b）、③側方移動（図5-c）、④後足部アライメント（図5-d）を中心に捉える。そして、これらの変化が第3章で示した全体像と障害局所にどのように影響しているのかを関連づけて分析していくことが重要である。特に、身体の①回旋と、体重の②前後移動は誘導の方向を決定する上で重要なポイントなる。

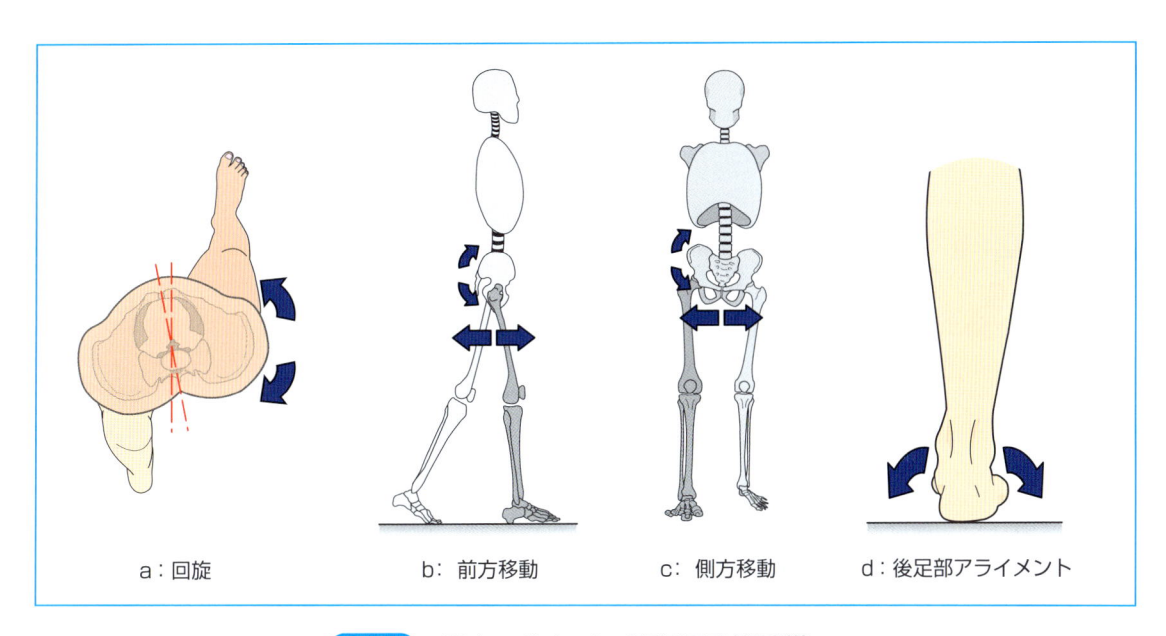

a：回旋　　　b：前方移動　　　c：側方移動　　　d：後足部アライメント

図5　観察のポイント（距骨下関節誘導）

距骨下関節を誘導したとき，主に接地期から立脚中期前半までの身体動作や足部アライメントの変化を観察することが重要となる．

【関連する臨床的な動作と症状の例】

① 回旋：立脚中期前半までに過度の前方回旋や後方回旋を伴った場合、足の上に真っ直ぐ体重を乗せることができない。このため、下肢には弯曲や回旋のストレスが加わり、これに伴う症状を惹起しやすい。例えば、この時期に過度の前方回旋を伴う場合、体重の側方移動を伴いやすく、下肢には外反モーメントなどの弯曲ストレスが生じることがある。

② 前後移動（図6-a）：立脚中期前半までに体重の前方移動が制限された場合、骨盤後傾・下肢屈曲を伴いやすく、また下腿や大腿の前面の筋活動が過剰になりやすい。逆に、過度な前方移動が生じている場合、骨盤前傾・下肢伸展を伴いやすく、下腿や大腿の後面の筋活動が過剰になりやすい。

③ 側方移動（図6-b）：過度な体重の外方移動が生じている場合、下肢外側の筋が過剰に働きやすい。逆に、過度な内方移動が生じている場合、下肢内側の筋が過剰に働きやすい。

④ 後足部アライメント（図6-c）：過度な後足部回内や回外がある場合、これに付随した下肢のアライメントや関節モーメントが生じる。このため、これに伴う症状を惹起しやすい。

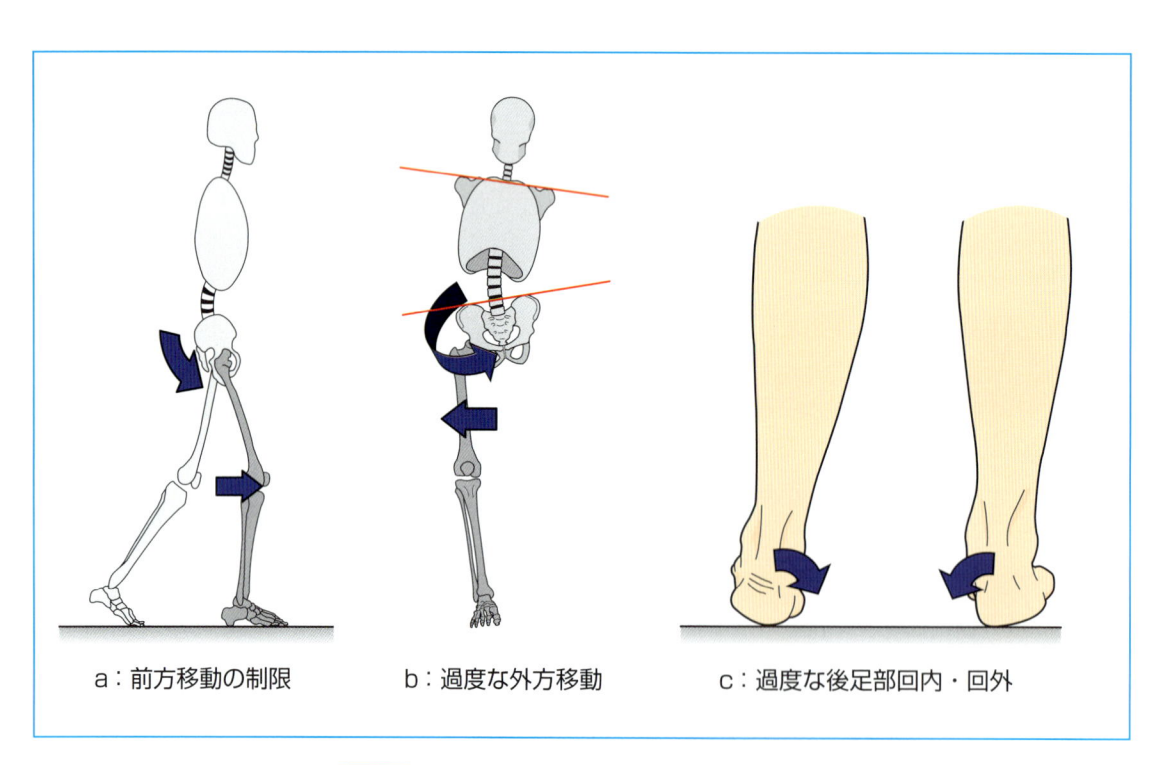

a：前方移動の制限　　b：過度な外方移動　　c：過度な後足部回内・回外

図6　関連する臨床的な動作と症状の例

2）第1列誘導

【誘導方法】25mm巾10cm長の伸縮性のテーピングを用いる。

① 第1列底屈誘導（図7-a）（図8）：足関節を軽度底屈位で足趾を伸展位に保持したまま、母趾の付け根である第1中足骨頭遠位底側から、第5中足骨近位端内底側に向かって軽く張力を加えながらテーピングを貼る。

② 第1列背屈誘導（図7-b）（図9）：足関節を軽度背屈位で足趾を屈曲位に保持したまま、母趾の付け根である第1中足骨頭遠位背側から、第5中足骨近位端内背側に向かって軽く張力を加えながらテーピングを貼る。

詳細は特典映像3を参照されたい。

※はじめに両側に底屈誘導を施行する。そして、片側ずつ背屈誘導を施行し、どちらかを選択する。

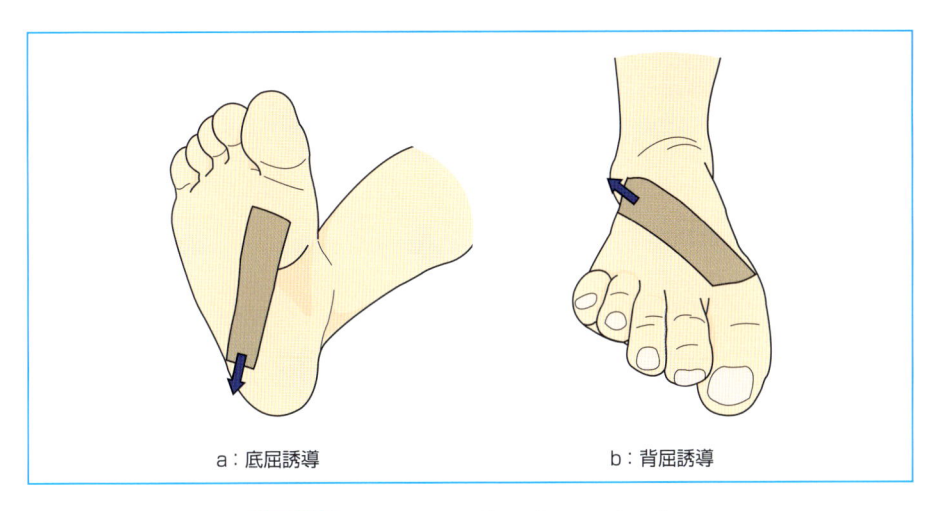

a：底屈誘導　　　　　　b：背屈誘導

図7 第1列の関節誘導テーピング

25mm巾の伸縮性テーピング（エラテックス3号）を10cmの長さに切り，第1列の関節誘導を行う．

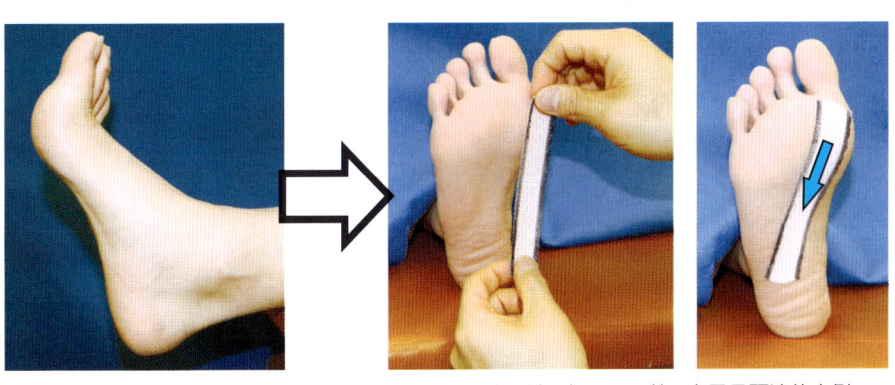

a：足関節軽度底屈位で足趾を伸展位に保持する．

b：母趾の付け根である第1中足骨頭遠位底側から，第5中足骨近位端底側内後方に向かってテーピングを貼る．

図8 第1列底屈誘導テーピング

足底板作製のための直接的評価

91

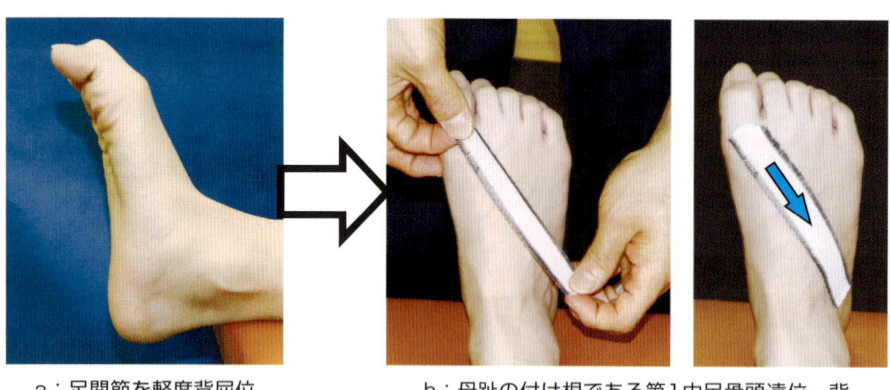

a：足関節を軽度背屈位で足趾を屈曲位に保持する．

b：母趾の付け根である第1中足骨頭遠位・背側から，第5中足骨近位端背側内後方に向かってテーピングを貼る．

図9　第1列背屈誘導テーピング

【誘導による身体動作の変化】

　第1列底屈誘導は、立脚中期後半から推進期にかけて母趾球への荷重を増加させる。このため、この時期に体重の前方移動を促し下腿骨を内旋方向に誘導する。また、前足部内側荷重を増加させるため前足部外反を伴い、足部の安定性は低下する。以下に、第1列底屈誘導の影響をまとめる（表2-a）。

　第1列背屈誘導では、立脚中期後半から推進期にかけて母趾頭への荷重を増加させる。このため、第1列底屈誘導したときとは逆の影響を与える（表2-b）。

- 立脚中期後半からの下腿外旋、骨盤後方回旋の抑制
- 立脚中期後半での下腿骨の前方移動の促通
- 立脚中期後半からの前足部外反
- 足部の安定性・固定性の低下

表2-a　第1列底屈誘導による身体動作の変化

- 立脚中期後半からの下腿外旋、骨盤後方回旋の促通
- 立脚中期後半での下腿骨の前方移動の抑制
- 立脚中期後半からの前足部内反
- 足部の安定性・固定性の増加

表2-b　第1列背屈誘導による身体動作の変化

【観察のポイント】

　第1列を誘導したとき、主に立脚中期後半から推進期の時期における身体動作や足部アライメントの変化を観察することが重要となる。特に、この時期の身体の①回旋（図10-a）、体重の②前後移動（図10-b）、③前足部アライメント（図10-c）を中心に捉える。そして、これらの変化が第3章で示した全体像と障害局所にどのように影響しているのかを関連づけて分析していくことが重要である。

a：回旋　　　　　b：前後移動　　　　c：前足部アライメント

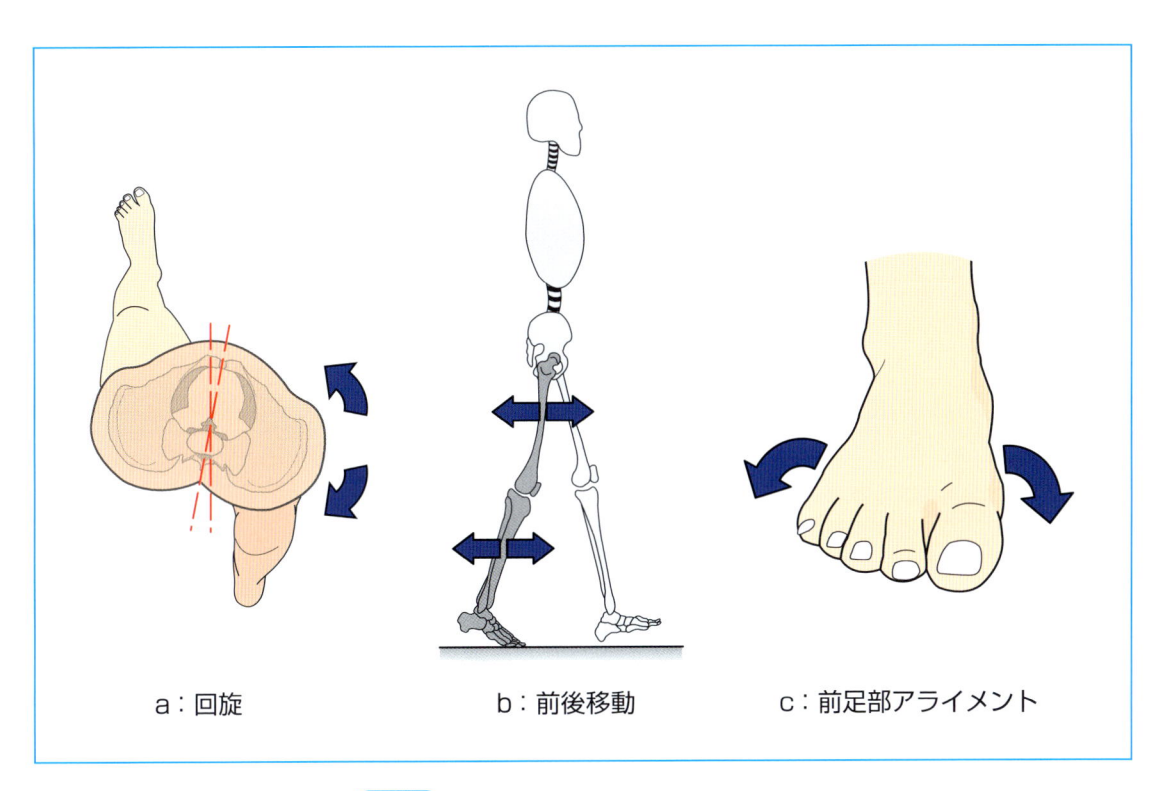

図10　観察のポイント（第1列誘導）
第1列を誘導したとき，主に立脚中期後半から推進期の時期での身体動作や足部アライメントの変化を観察することが重要となる．

【関連する臨床的な動作と症状の例】

① 回旋：立脚中期後半からは適正な母趾側への体重移動が成されなければならない。この時期に過度な前方回旋を伴った場合、母趾側への体重移動が過剰になりやすい。このため、過度な前足部外反が生じたり、下肢各関節の屈曲や回旋のストレスが加わり、これに伴う症状を惹起しやすい。一方、過度な後方回旋を伴った場合、適正な母趾側への体重移動が得られない。このため、過度な前足部内反が生じたり、下肢各関節の屈曲や回旋のストレスが加わり、これに伴う症状を惹起しやすい。

② 前後移動（図11-a）：推進期に過度な体重の前方移動が生じた場合、前足部への負荷が過剰となり、また下肢各関節の安定性は欠如するため、これに伴う症状を惹起しやすい。一方、推進期に体重の前方移動が制限された場合、安定性は増すが、体重移動が制限されることに付随したアライメント変化や過度な関節モーメントが生じ、これに伴う症状を惹起しやすい。

③ 前足部アライメント（図11-b）：過度な前足部内外反が生じている場合、これに付随した前足部の過負荷、下肢のアライメントや関節モーメントに問題が生じ、これに伴う症状を惹起しやすい。

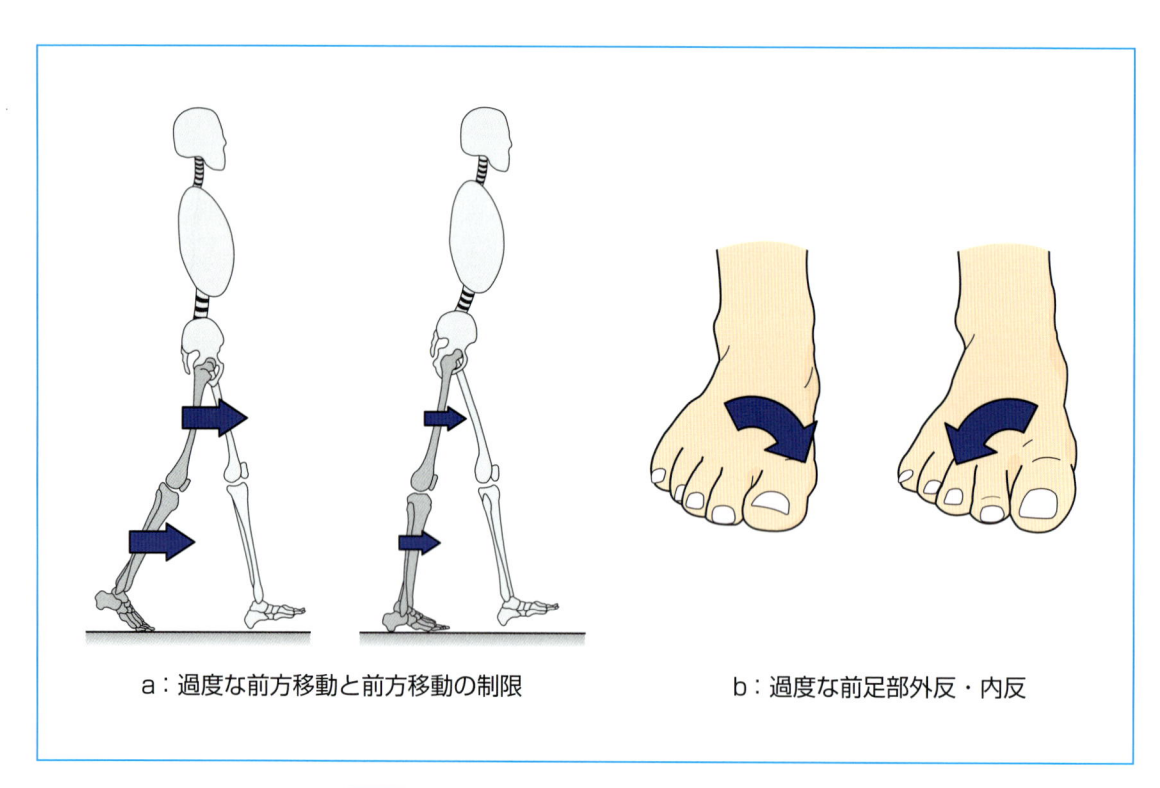

a：過度な前方移動と前方移動の制限　　b：過度な前足部外反・内反

図11　関連する臨床的な動作と症状の例

　人間の歩行動作における主な目的は身体を前方に運ぶことであり、歩行では前後移動と回旋は最も重要な要素となる。著者の臨床においても、身体各分節をメカニカルに捉え、これを誘導しようとするとき、この2つの動きが最も重要な要素となっている。距骨下関節と第1列の誘導は、この2つの要素に最も大きな影響を与えることができる。特に、距骨下関節は立脚前半、第1列は立脚後半に下肢のアライメントに影響することからその上にある体幹の肢位にも影響する。このような理由から、入谷式足底板では、距骨下関節と第1列誘導は、最も重要な要素となる。

実際の臨床ではこの両方の誘導を施行した段階で、治療者は身体動作や足部アライメントに明確な変化を与えていることを確認する必要がある。そして、症例に対しても症状や動きやすさの変化を体感させていなければならない。もし、この2つの誘導を行った段階で、治療者の確認と症例の変化を引き出せていない場合、誘導の方向か、誘導の技術のどちらかに問題があることを念頭におく必要がある。

▶ 詳細は特典映像5を参照されたい。

3）第5列誘導

【誘導方法】：25mm巾10cm長の伸縮性のテーピングを用いる。但し、第5列は誘導しないほうがよい場合もあることに注意すること。

① 第5列内がえし誘導（図12-a）（図13）：小趾の付け根である第5中足骨頭遠位底側から、内側縦アーチ舟状骨後内側の底側に向かって軽く張力を加えながらテーピングを貼る。

② 第5列外がえし誘導（図12-b）（図14）：足底を床に接地させ膝軽度外反位を維持させた状態で、第5中足骨頭遠位背側から、内側縦アーチ舟状骨後内側の背側に向かって軽く張力を加えながらテーピングを貼る。

※はじめに両側に内がえし誘導を施行する。そして、片側ずつ外がえし誘導に変えて、どちらかを選択する。

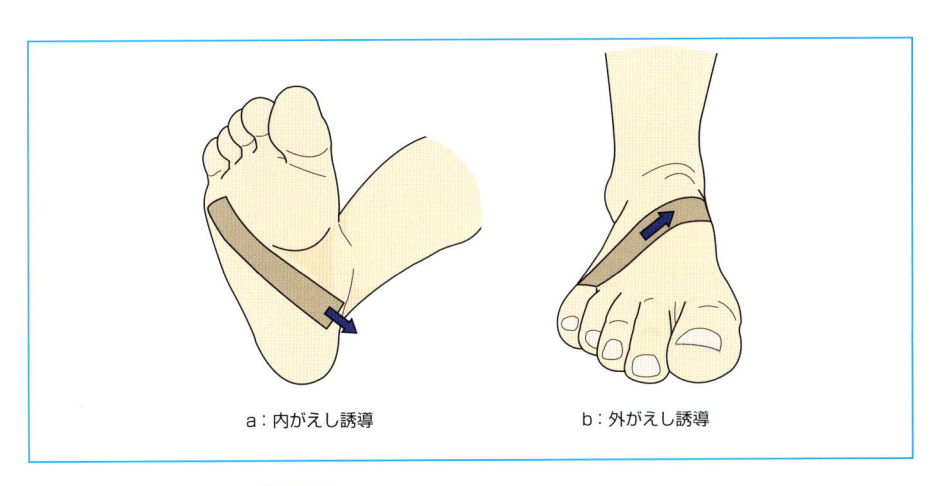

a：内がえし誘導　　b：外がえし誘導

図12　第5列の関節誘導テーピング

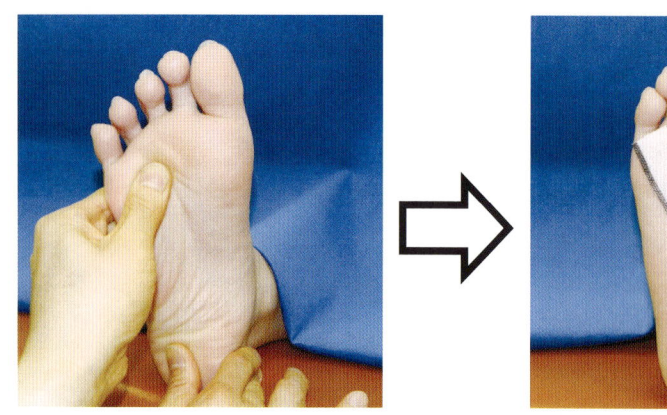

a：徒手にて第5列を内がえし肢位に誘導する．

b：第5中足骨頭遠位底側から舟状骨底側の後内側に軽く張力を加えてテーピングを貼る．

図13 第5列の内がえし誘導テーピング

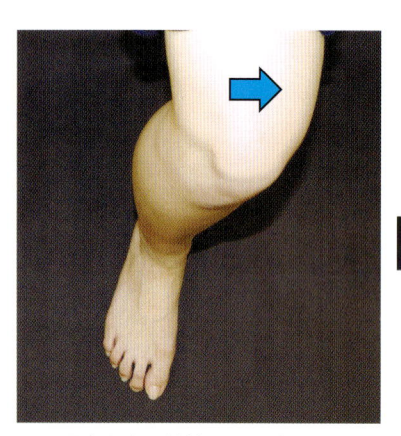

a：足底を床に接地させ，膝関節を軽度外反させた状態にする．

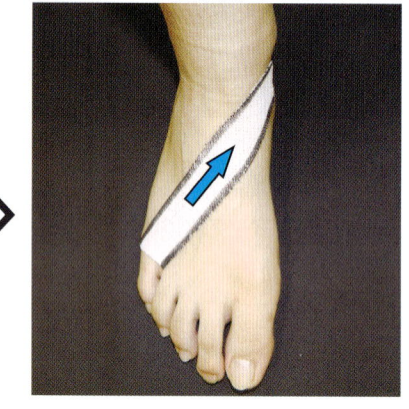

b：第5中足骨頭遠位背側から舟状骨背側の後内側へ軽く張力を加えながらテーピングを貼る．

図14 第5列の外がえし誘導テーピング

【誘導による身体動作の変化】

　第5列の誘導は特に立脚中期での体重の側方移動に関与している。通常、接地期で体重は外方移動し、立脚中期から内方移動に転換する。

　第5列を外がえし誘導すると立脚中期での外側から内側への転換を早め、内がえし誘導すると遅延させる。立脚中期での内側への転換が早過ぎると、十分に体重を乗せることができない。逆に、転換が遅すぎると、体重が過剰に掛かってしまう。

【観察のポイント】

第5列を誘導したとき、主に立脚中期での体重の①側方移動（図 15-a）、②前後移動（図 15-b）、そして、③足部アライメント（図 15-c）の変化を観察することが重要となる。特に、立脚中期から体重が内方移動に転換する時期を観察する。また、このときの、足部アライメントも観察する必要がある。そして、これらの変化が第3章で示した全体像と障害局所にどのように影響しているのかを関連づけて分析していくことが重要である。

a：立脚中期から内方移動に転換する時期

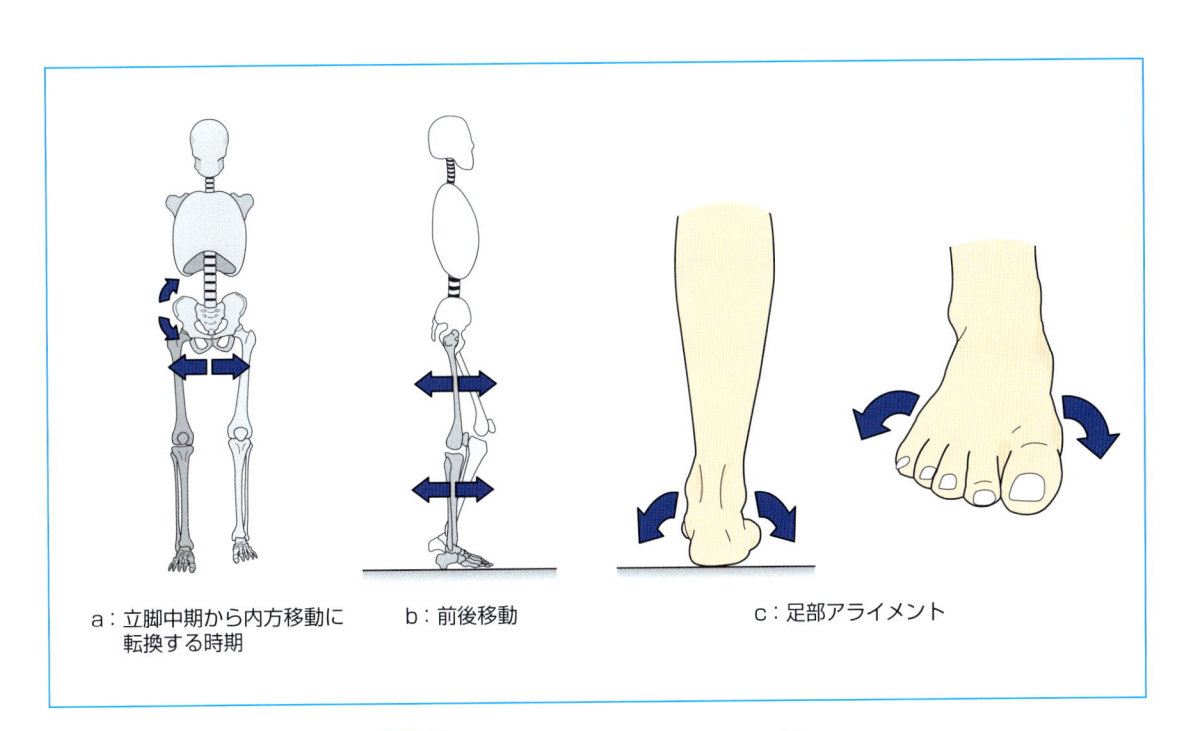

b：前後移動

c：足部アライメント

図15　観察のポイント（第5列誘導）

第5列を誘導したとき，主に立脚中期での体重の側方の変化を観察することが重要となる．特に，立脚中期から体重が内方移動に転換する時期を観察する．

【関連する臨床的な動作と症状の例】
① 側方移動（図16-a）：立脚中期に過度な体重の外方移動が生じている場合、膝関節外反モーメントが増加がしやすい（図16-b）。逆に、過度な体重の内方移動が生じている場合、膝関節内反モーメントが増加しやすい。
② 前後移動：立脚中期での体重の内側への転換が早すぎる場合、この時期からの前方移動が制限される。逆に、転換が遅すぎる場合、立脚中期からの過度な前方移動が生じる。

a：立脚中期の過度な外方移動

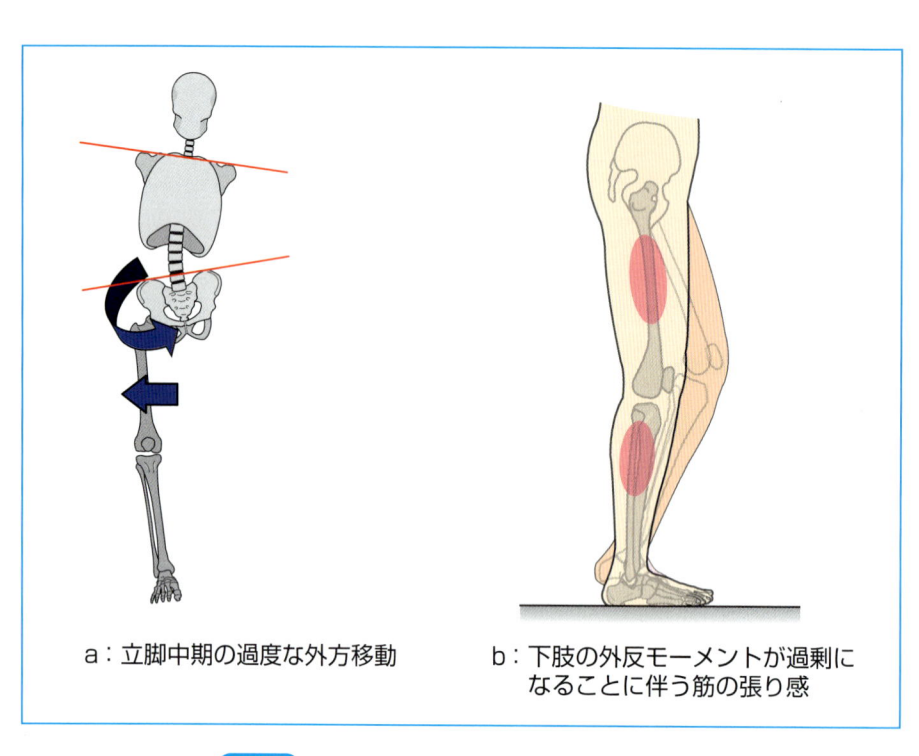

b：下肢の外反モーメントが過剰になることに伴う筋の張り感

図16　関連する臨床的な動作と症状の例

4）内側楔状骨矯正誘導

【誘導方法】（25mm巾10cm長の伸縮性のテーピングを用いる。但し、内側楔状骨矯正は誘導しないほうがよい場合もあることに注意すること。）

①内側楔状骨矯正誘導（図17,18）：第3中足骨頭遠位底側から内背側に向かって内側楔状骨を持ち上げるようにテーピングを貼る。

▶ 詳細は特典映像4を参照されたい。

※はじめに内側楔状骨矯正誘導を両側に施行する。そして、片側ずつ外して誘導の有無を選択する。誘導する場合をプラス、しない場合をマイナスと表記する。

内側楔状骨を内背側に向かって
を持ち上げるようにテープを貼る。

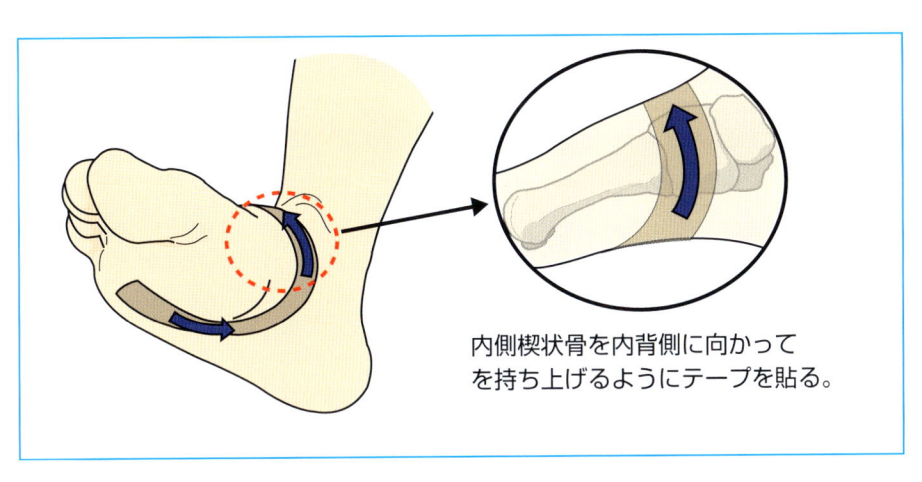

図17 内側楔状骨矯正誘導テーピング

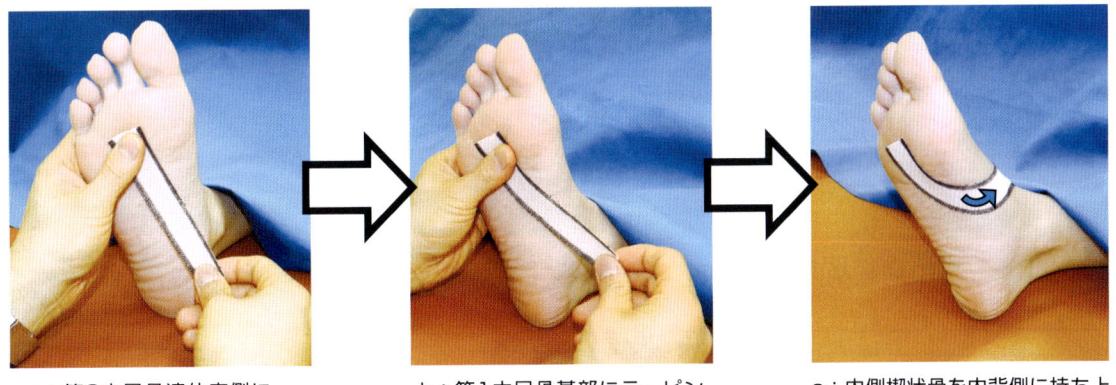

a：第3中足骨遠位底側に起始となるテーピングを貼付する．

b：第1中足骨基部にテーピングが掛からないようにテーピングを弯曲させる．

c：内側楔状骨を内背側に持ち上げるようにテーピングに軽く張力を加えながら貼付する．

図18 内側楔状骨矯正誘導テーピング

足底板作製のための直接的評価

【誘導による身体動作の変化】

内側楔状骨の矯正誘導は主に立脚中期から立脚中期後半での足部内側の支持性を高め、推進期へのスムーズな体重移動を可能にする。しかし、この時期の内方移動や前方移動が制限されている症例では、内側楔状骨を矯正誘導することでこの制限を助長してしまうことがある。

【観察のポイント】

内側楔状骨矯正誘導したとき、主に立脚中期から立脚中期後半の体重の①側方移動（図 19-a）、②前後移動（図 19-b）、③中足部アライメントの変化を観察することが重要となる。そして、これらの変化が第 3 章で示した全体像と障害局所にどのように影響しているのかを関連づけて分析していくことが重要である。

a：立脚中期後半の体重の内方移動　　　b：同時期の前方移動

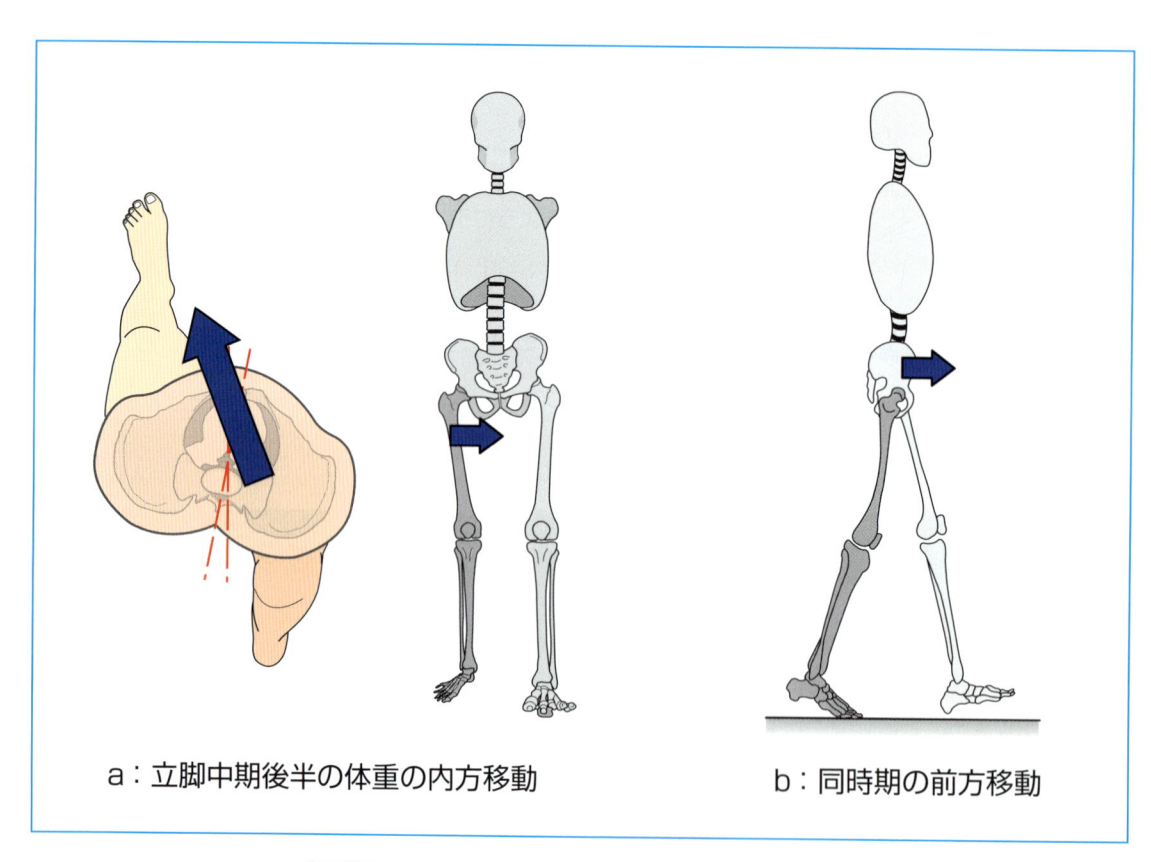

図19　観察のポイント（内側楔状骨矯正誘導）

内側楔状骨誘導したとき，主に立脚中期から立脚中期後半の体重の内方移動や前方移動の変化を観察することが重要となる．

【関連する臨床的な動作と症状の例】

① 側方移動：立脚中期から立脚中期後半に過度な体重の内方移動がある場合、下肢の内反モーメントが過剰になりやすい（図 20-a）。また、足部の内側の支持性が低下し、これに伴う足部や下肢の障害を惹起しやすい。

② 前後移動：立脚中期から立脚中期後半に過度な体重の前方移動がある場合、前足部過負荷などが生じ、これに伴う足部や下肢の障害を惹起しやすい。

③ 中足部アライメント：立脚中期からの過度な足部前内側荷重が生じた場合、これに付随した中足部・前足部や下肢各関節の障害を惹起しやすい（図 20-b）。

a：内反モーメントが過剰になることに伴う筋の張り感

b：過度な中足部・前足部の回内

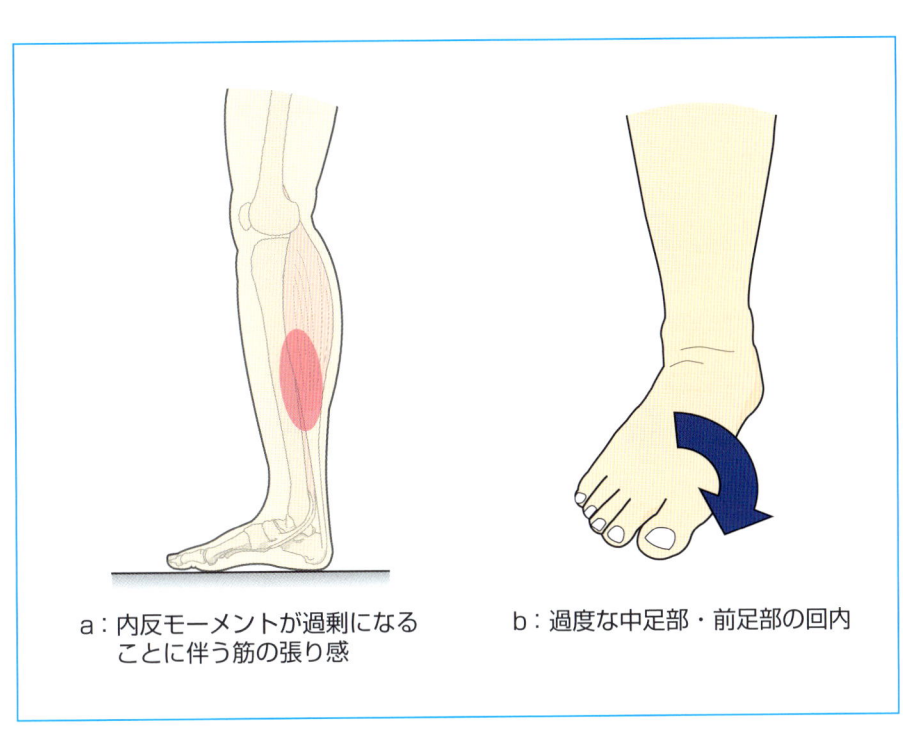

図20　関連する臨床的な動作と症状の例

Ⅱ. パッドを用いた評価

　テーピングを用いた評価により距骨下関節、第1列、第5列、内側楔状骨の関節誘導を行った。パッドを用いた評価では果部の誘導と第2・3・4列（横アーチ中足骨レベル）の誘導を行う。

1）果部誘導
【誘導方法】
　①外果挙上誘導：ソフト3mmのポロンを縦10mm×横30mm程度に切り外果下端に当て、25mm巾のテーピングを用いて外果を持ち上げるように固定する（図21-a）。その際、前方側のテーピングは上方に持ち上げ、後方側はアキレス腱に掛からないように水平よりやや挙上する様に貼るのがポイントである。

　②内果挙上誘導：上記のパッドとテーピングを用いて内果下端にパッドを当て、内果を持ち上げるように固定する（図21-b）。その際、上記と同様に前方側を持ち上げ、後方側をあまり上げないように貼るのがポイントである。

▶ 詳細は特典映像1を参照されたい。

　※はじめに両側に外果挙上誘導を施行する。その後、片側ずつ内果挙上誘導を施行して、外果挙上と内果挙上のどちらの誘導かを選択する。臨床上、多くは外果挙上で、内果挙上が示唆された場合は再度確認してもらいたい。

【誘導による身体動作の変化】
　外果を挙上誘導すると、内果と外果の高低差が小さくなり、回外は小さく、回内は大きくなる。このため、接地期から立脚中期前半までの足部の外側荷重が制動される。一方、内果を挙上誘導すると、この逆の影響を与える。

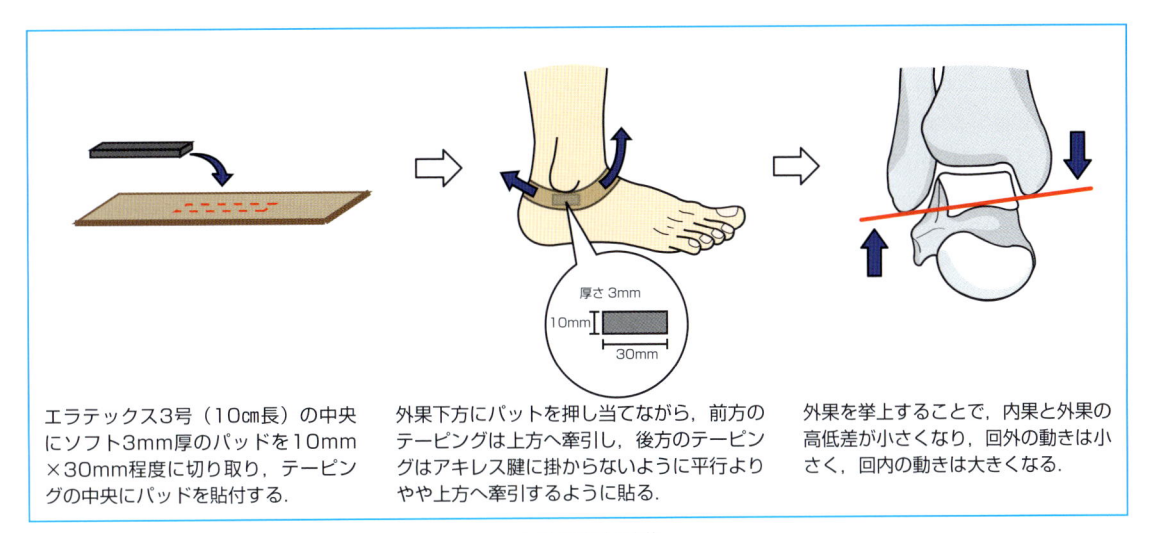

エラテックス3号（10cm長）の中央にソフト3mm厚のパッドを10mm×30mm程度に切り取り，テーピングの中央にパッドを貼付する．

外果下方にパットを押し当てながら，前方のテーピングは上方へ牽引し，後方のテーピングはアキレス腱に掛からないように平行よりやや上方へ牽引するように貼る．

厚さ3mm
10mm
30mm

外果を挙上することで，内果と外果の高低差が小さくなり，回外の動きは小さく，回内の動きは大きくなる．

a：外果挙上誘導

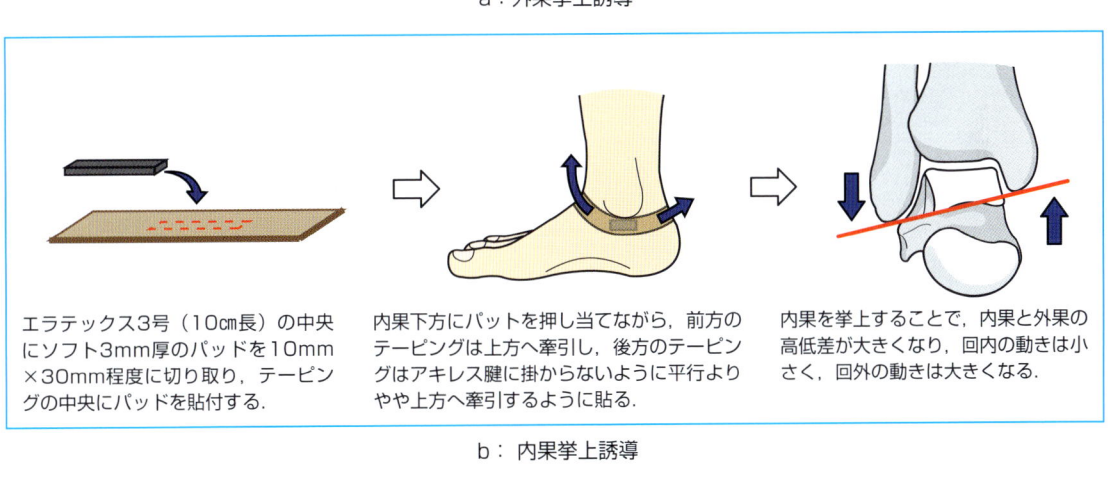

エラテックス3号（10cm長）の中央にソフト3mm厚のパッドを10mm×30mm程度に切り取り，テーピングの中央にパッドを貼付する．

内果下方にパットを押し当てながら，前方のテーピングは上方へ牽引し，後方のテーピングはアキレス腱に掛からないように平行よりやや上方へ牽引するように貼る．

内果を挙上することで，内果と外果の高低差が大きくなり，回内の動きは小さく，回外の動きは大きくなる．

b：内果挙上誘導

図21 果部誘導テーピング

足底板作製のための直接的評価

【観察のポイント】

　果部誘導したとき、主に接地期から立脚中期前半までの体重の①側方移動（図22-a）、②後足部アライメント（図22-b）を観察することが重要となる。そして、これらの変化が第3章で示した全体像と障害局所にどのように影響しているのかを関連づけて分析していくことが重要である。

a：側方移動　　　b：後足部アライメント

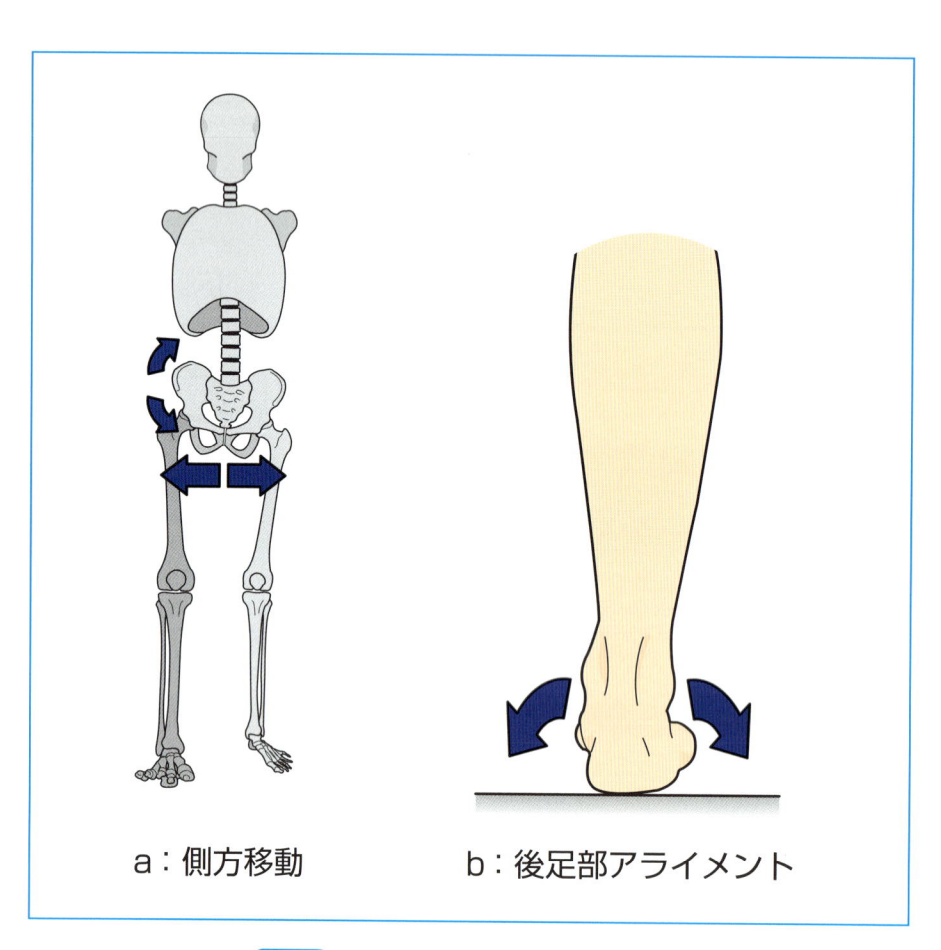

図22　観察のポイント（果部誘導）

果部誘導したとき，主に接地期から立脚中期前半までの体重の側方移動や後足部アライメントの変化を観察することが重要となる．

【関連する臨床的な動作と症状の例】
① 側方移動（図23-a）：踵接地から立脚中期前半までに過度な体重の外方移動が生じる場合、下肢の外反モーメントが過剰になりやすい。こうしたことから、腓骨筋に張り感がある場合、外果挙上が必要であることを示唆している。逆に、過度な内方移動が生じる場合、下肢の内反モーメントが過剰になりやすい。また、下肢にはこれに伴うアライメント変化が生じる。
② 後足部アライメント（図23-b）：過度な後足部回内や回外がある場合、これに付随した下肢のアライメントや関節モーメントの変化が生じ、これに伴う症状を惹起しやすい。

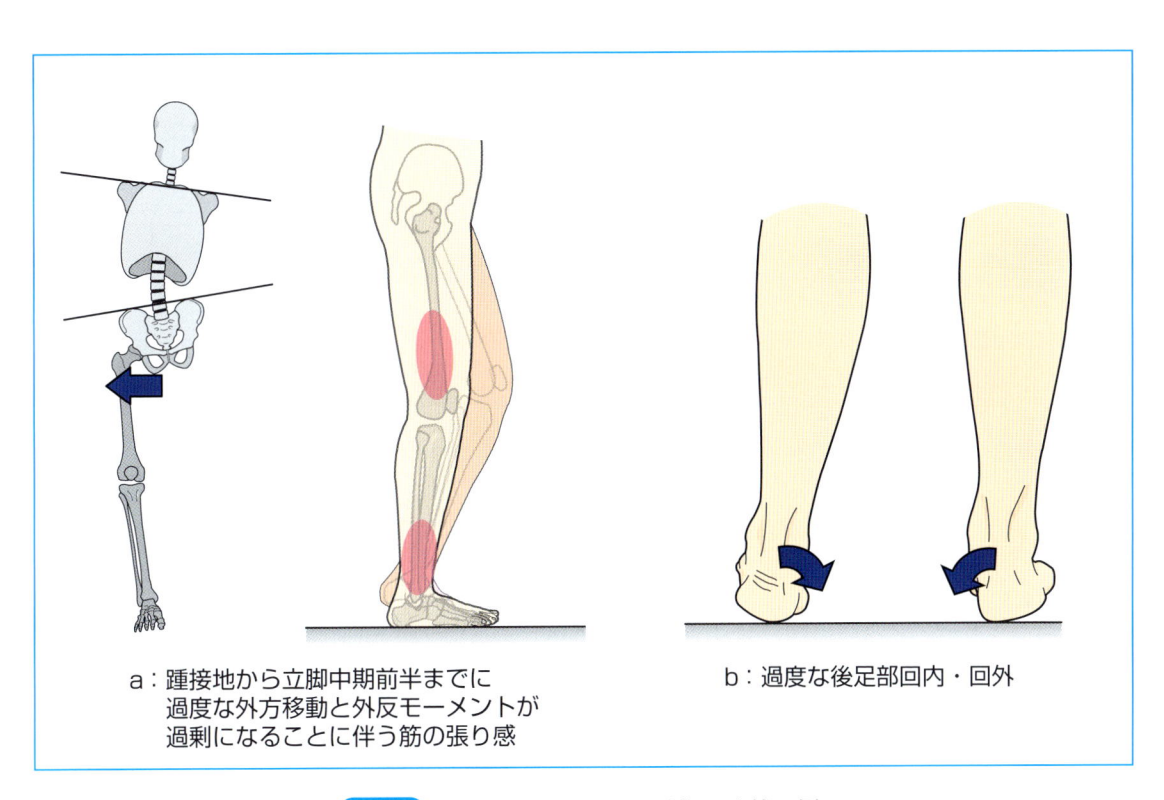

a：踵接地から立脚中期前半までに過度な外方移動と外反モーメントが過剰になることに伴う筋の張り感

b：過度な後足部回内・回外

図23　関連する臨床的な動作と症状の例

足底板作製のための直接的評価

105

2）第2～4列誘導（横アーチ中足骨レベル）

【誘導方法】

①第2・3・4背屈誘導：ソフト2mmのポロンシートを用いて、横アーチ全体にパッドを当てる（図24-a）。

②第2・3列背屈誘導：上記シートを用いて、横アーチの内側のみにパッドを当てる（図24-b）。

③第2・3・4列底屈誘導：パッドをあてない（図24-c）。

▶ 詳細は特典映像6を参照されたい。

※はじめに両側第2・3・4列背屈誘導を施行する。その後、片側づつ第2・3列背屈誘導を施行し、どちらかを選択する。さらに、その後に良好な誘導をはずしてパッドの有無を確認する。

a：第2・3・4列背屈　　b：第2・3列背屈　　c：第2・3・4列底屈

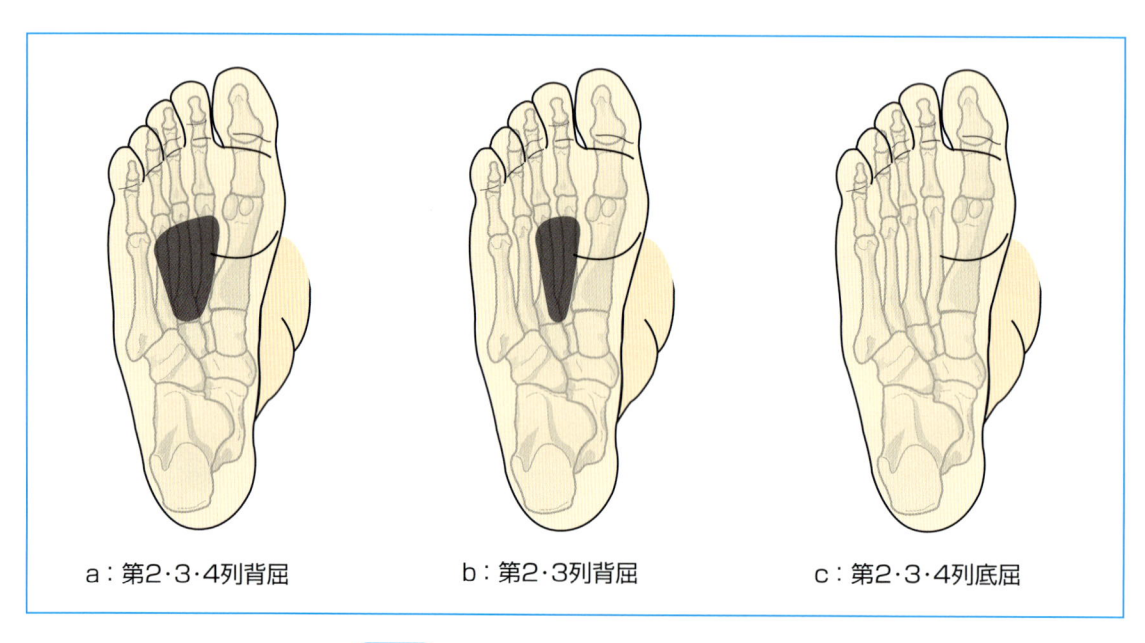

図24 横アーチ中足骨レベルの誘導

ソフト2mmのポロンシートを用いて，図のように第2・3・4列背屈中足骨パッドと第2・3列背屈中足骨パッドを作製し，横アーチ中足骨レベルの誘導を行う．
a：第2・3・4列背屈誘導：横アーチ全体（第2・3・4中足骨）にパッドを当てる．
b：第2・3列背屈誘導：横アーチ内側（第2・3中足骨）のみにパッドを当てる．
b：第2・3・4列底屈誘導：パッドをあてない．
※ 両側第2・3・4列背屈し，片側ずつ第2・3列背屈してどちらかを選択し，その後にいい方をはずしてパッドの有無を確認する．

【誘導による身体動作の変化】

第2～4列（第2・3列および第2・3・4列）の誘導は、主に立脚中期後半から推進期の体重の前方移動に影響を与える。第2～4列を背屈誘導すると、足趾趾頭での荷重が増すために体重の前方移動を抑制する。加えて、足趾趾頭での荷重が増すことで、足趾での床面の固定作用により足部の安定性・固定性を高める。

また、立脚中期後半の体重移動は踵離地の時期に影響を与える。第2～4列を背屈誘導すると、この時期からの体重の前方移動が制限されるため、踵離地は遅延しこれに伴い推進期の膝関節屈曲、足関節底屈も遅延する。一方、第2～4列の底屈誘導では、この逆の影響を与える。

また、第2～4列の誘導は足趾の配列を整える役割をする。このため、治療者が第2・3列および2・3・4列を背屈し、足趾の配列の変化を確認することで、ある程度誘導の方向を予測することができる（図25）。

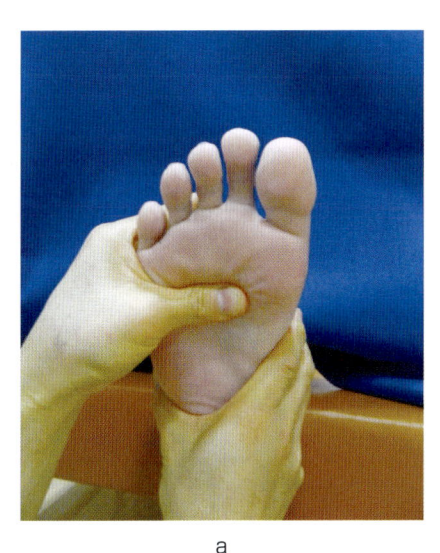

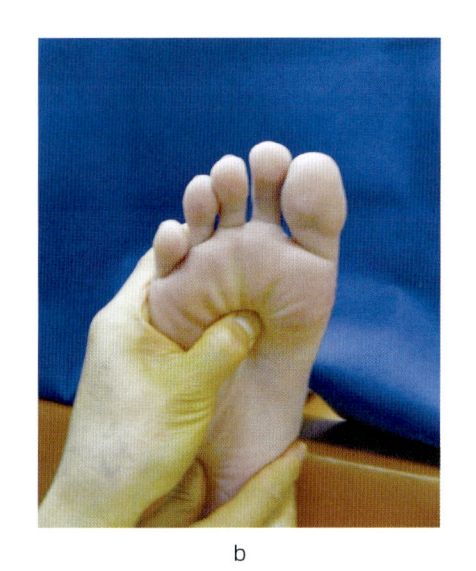

a   b

図25　横アーチ中足骨レベルの誘導

第2～4列の誘導は足趾の配列を整える役割をする。このため，治療者が2・3列および2・3・4列を背屈し，足趾の配列の変化を確認することで，ある程度誘導の方向を予測することができる．
a：第2・3・4列を指で圧すると足趾の配列が整う場合．
b：第2・3列を指で圧すると，1,2趾間と3,4趾間が重なり配列が崩れている．

【観察のポイント】

第2～4列の誘導を施行したとき、特に、立脚中期後半からの体重の①前後移動（図26）、②前足部アライメントを中心に観察することが重要となる。これらの変化が第3章で示した全体像と障害局所にどのように影響しているのかを関連づけて分析していくことが重要である。

また、足趾は適正な配列を有することによって、効率的に推進機能を発揮することができる。このため、実際に前述の誘導方法で示した3つの誘導を施行することで、どの誘導がより効率的な推進機能が得られるのかも併せて観察する。

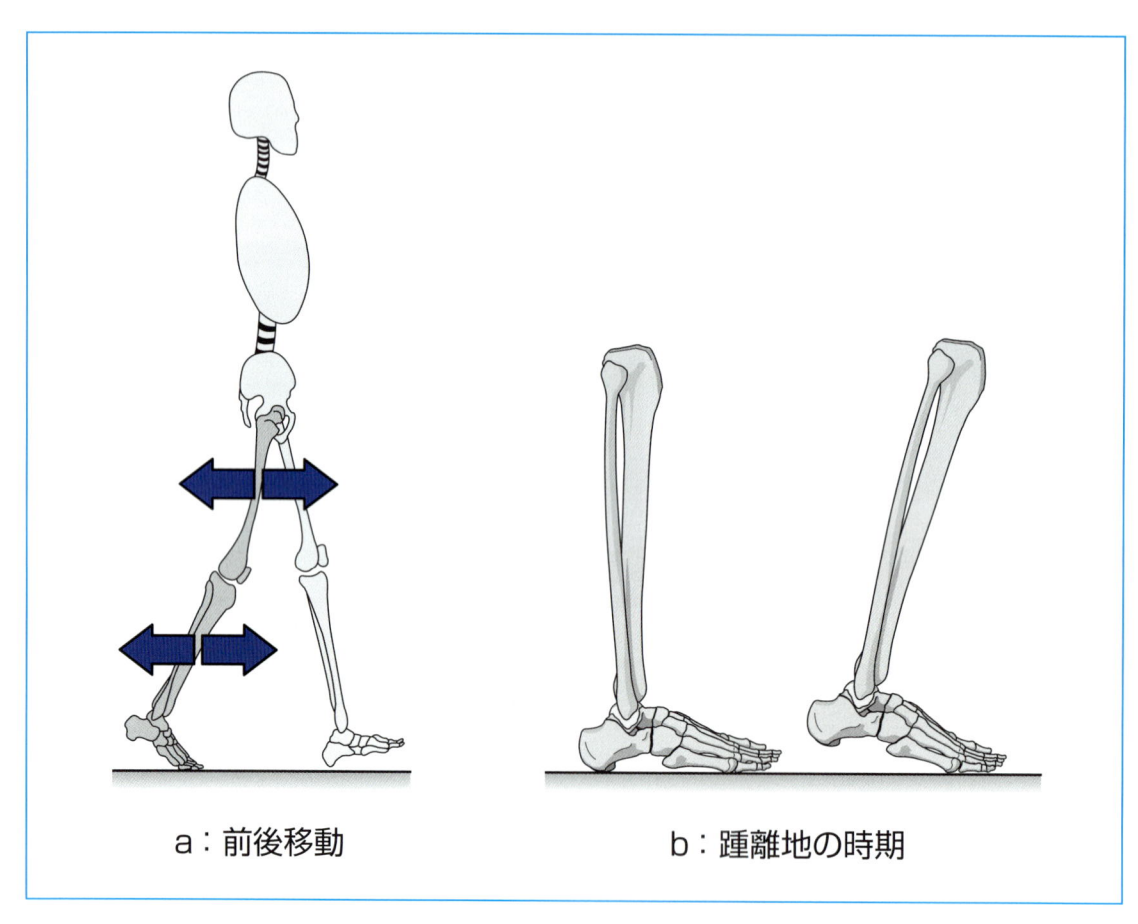

a：前後移動　　　　b：踵離地の時期

図26　観察のポイント（第2～4列誘導）
第2～4列を誘導したとき，主に立脚中期後半から推進期での体重の前方移動と前足部アライメント，そして踵離地が起こる時期の変化を観察することが重要となる．

【関連する臨床的な動作と症状の例】

① 前後方移動（図27）：立脚中期後半から過度な体重の前方移動が生じる場合、前足部の過負荷や下肢各関節の安定性欠如が起こり、これに伴う症状を惹起しやすい。また、早期に踵離地が生じるため、これに伴い推進期の足関節底屈が促され、これに付随した障害も起こりやすくなる。

② 前足部アライメント：推進期に過度な体重の前方移動がある場合、これに付随した前足部の開張や内外反などの問題が生じ、これに伴う症状を惹起しやすい。

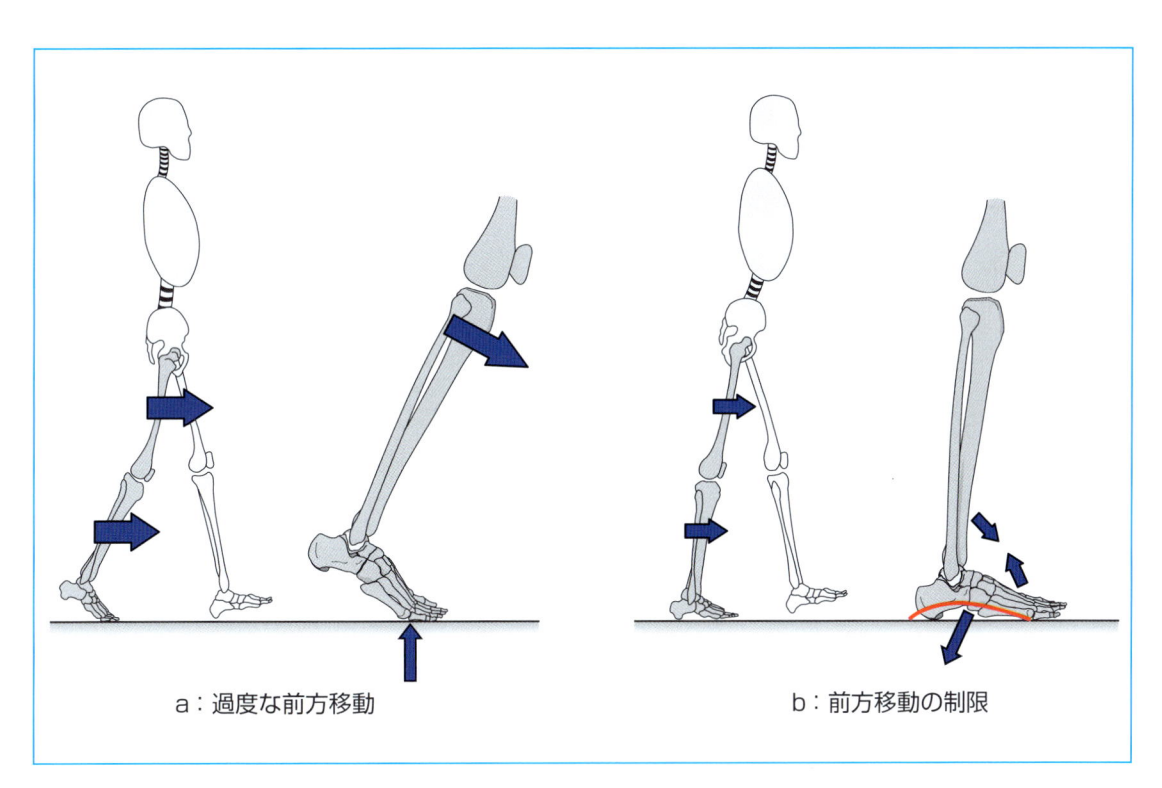

a：過度な前方移動　　b：前方移動の制限

図27　関連する臨床的な動作と症状の例

以上のような、テーピングとパッドを用いた直接的評価からアーチパッドの形状を決定する。上記評価を下記の表に記載してみよう（表3）。

	右	左
距骨下関節	回外／回内	回外／回内
第1列	底屈／背屈	底屈／背屈
第5列	内がえし／外がえし／なし	内がえし／外がえし／なし
内側楔状骨矯正	プラス／マイナス	プラス／マイナス
果部	外果／内果	外果／内果
横アーチ	2・3・4↑／2・3↑／−	2・3・4↑／2・3↑／−

表3 直接的評価の評価表（基礎編）

実際に、この評価表を記載した例を表4に示す。
それでは、この表に記載した評価を基に足底板の形状にどのように反映し、それをどのように研磨すればよいか、第5章で説明していきましょう。

	右	左
距骨下関節	⦿回外／回内	⦿回外／回内
第1列	⦿底屈／背屈	⦿底屈／背屈
第5列	内がえし／⦿外がえし／なし	内がえし／外がえし／⦿なし
内側楔状骨矯正	⦿プラス／マイナス	プラス／⦿マイナス
果部	⦿外果／内果	⦿外果／内果
横アーチ	⦿2・3・4↑／2・3↑／−	2・3・4↑／⦿2・3↑／−

表4 直接的評価の評価表（記載例）

足底板作製のための直接的評価

第5章
入谷式足底板の実際
～基礎編～

第5章　入谷式足底板の実際
～基礎編～

総論
　第4章で説明したように、入谷式足底板では直接的評価によって、足部の各関節をどのように誘導するのかを決定する。この章では直接的評価によって決定したことを足底板の形状にどのように反映させるのか、その具体的方法について説明したい。また加えて、その形状をどのように研磨するのか、そのポイントを簡潔に説明する。

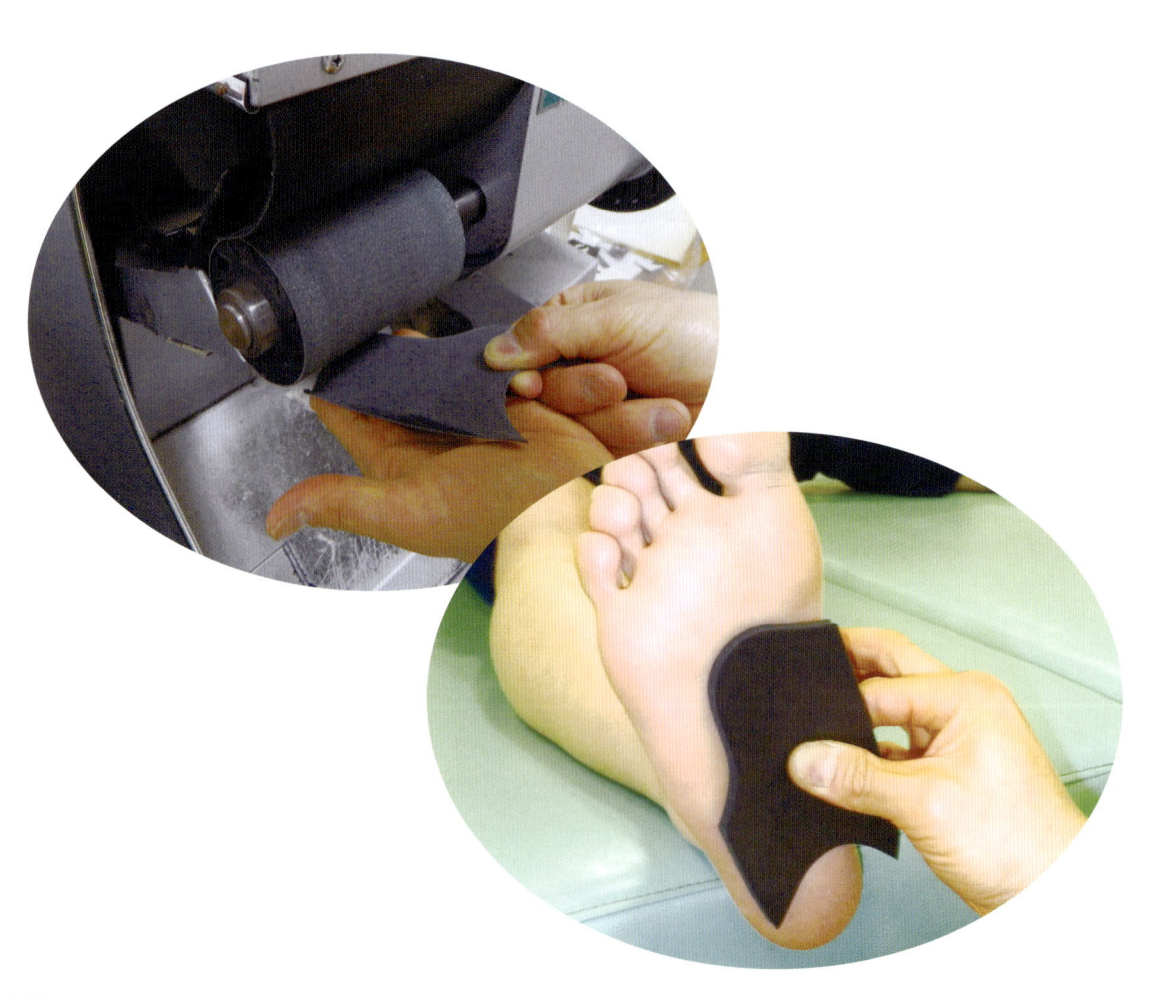

足底板作製のための直接的評価を行った後、実際に足底板作製とその微調整に際しては次の工程が必要となる。その工程とは、Ⅰ.マーキング、Ⅱ.研磨、Ⅲ.貼付と挿入、Ⅳ.微調整 である。それでは、この4つの工程について、1つずつ説明していく。

Ⅰ.マーキング

1）足部の触診とマーキングポイント（図1）

入谷式足底板は、足部各関節の誘導肢位を決定してから作製する。このため、足部各関節と骨の位置を体表から正確に把握しなければならない。実際には、はじめに各関節を触診し、その位置をマーキングする。足底板作製に必要なマーキングポイントは以下の通りである。

▶ 詳細は特典映像7-1を参照されたい。

①第1足根中足関節面　　→　同部にマーキング
②踵骨載距突起　　　　　→　同部の下方にマーキング
③内側縦アーチ起始部　　→　同部にマーキング
④第5中足骨近位端　　　→　同部にマーキング
⑤第2・3・4中足骨頭　　→　同部の近位端にマーキング

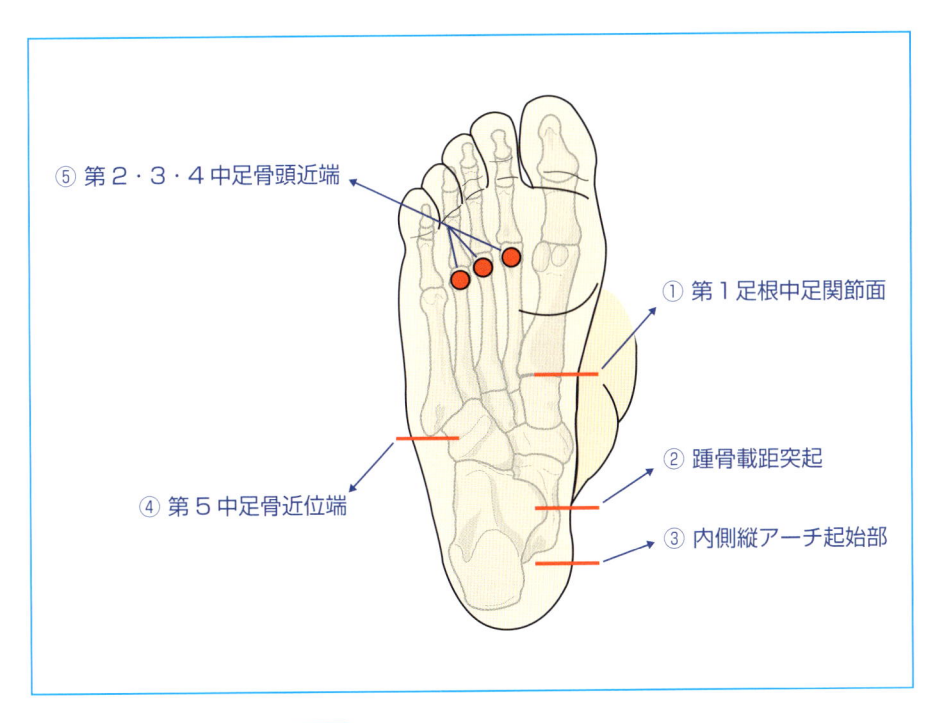

図1 触診とマーキングの位置

入谷式足底板の実際 〜基礎編〜

113

①第1足根中足関節面
触診

第1足根中足関節は第1列の運動の起点となる。この関節面は触診することが最も難しい。下記の説明を参考に確実に触診できるようにしてほしい。

まずは、足部内側にある舟状骨は容易に触診することができる（図2）。そして、その前方にある楔舟関節面を触診する。さらに、2cm程前方に辿っていくと線上の凹みを触ることができる。これが第1足根中足関節である。この関節面を触診できたら、この関節面を触りながら第1列を底背屈すると、関節上で動く第1中足骨基部の動きが確認できるはずである。

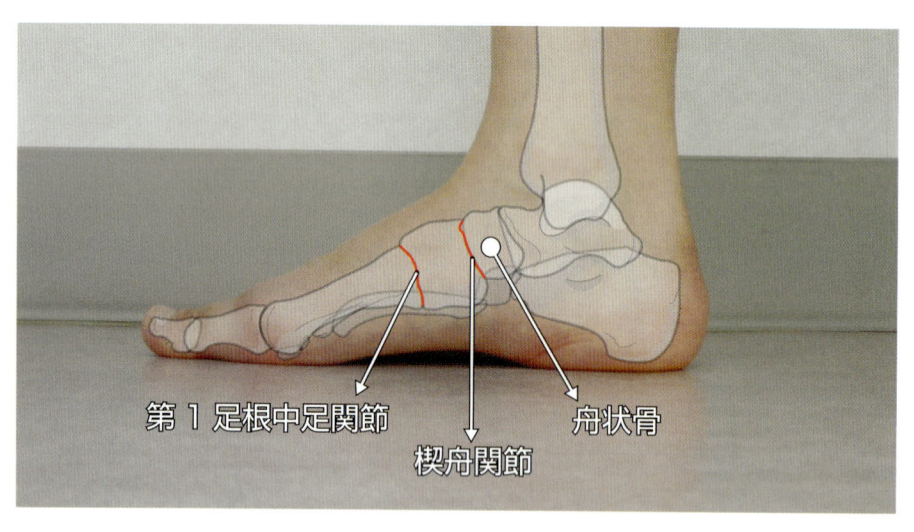

図2 第1足根中足関節を触診する手順

足部内側にある舟状骨を体表から確認する．そして，舟状骨の前方に楔舟関節を触診することができる．さらに，前方に約2cm程度辿っていくと線上の凹みを感じるはずである．これが第1足根中足関節である．

入谷式足底板の実際 〜基礎編〜

マーキング
第1足根中足関節底側に水性マジックで点印をつける（図3）。

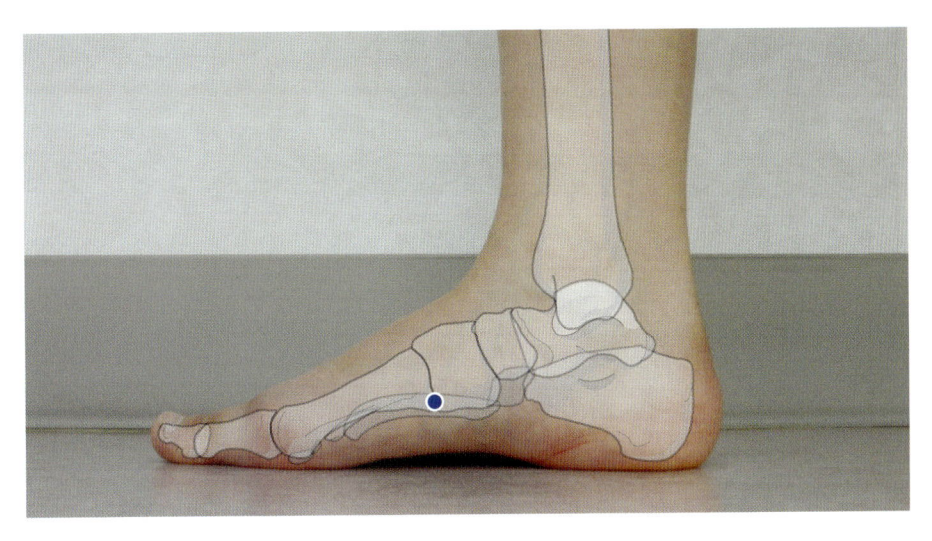

図3 第1足根中足骨関節のマーキング
第1足根中足関節底側に水性マジックで点印をつける．

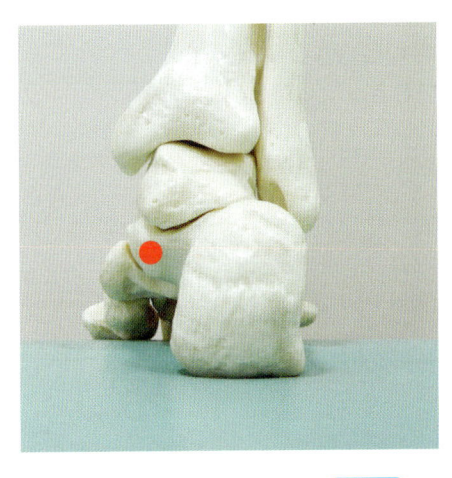

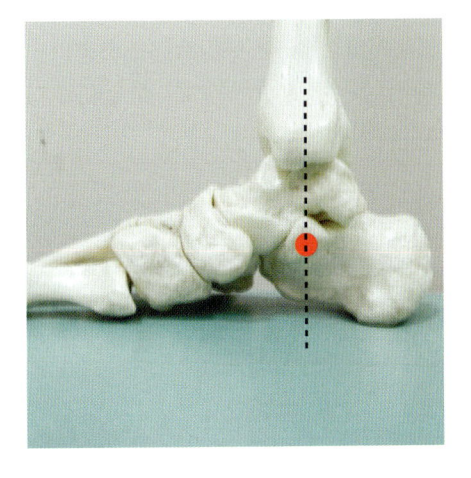

②踵骨載距突起

触診
踵骨載距突起は距骨下関節回外誘導を施行するときのキーポイントになる。踵骨載距突起は内側に突き出した形状をしており触診は容易である（図4）。内果の下方を辿っていくと突起を確認できる。これが踵骨載距突起である。

図4 踵骨載距突起
踵骨載距突起部は踵骨から内側に突き出した形状をしており，内果のほぼ真下に位置している．

入谷式足底板の実際 〜基礎編〜

マーキング

　踵骨載距突起はほぼ内果の真下に位置するため、簡易化して内果中央から下方の足側面に水性マジックで点印をつける（図5）。このマーキングは距骨下関節回外誘導を施行するときだけに必要である。

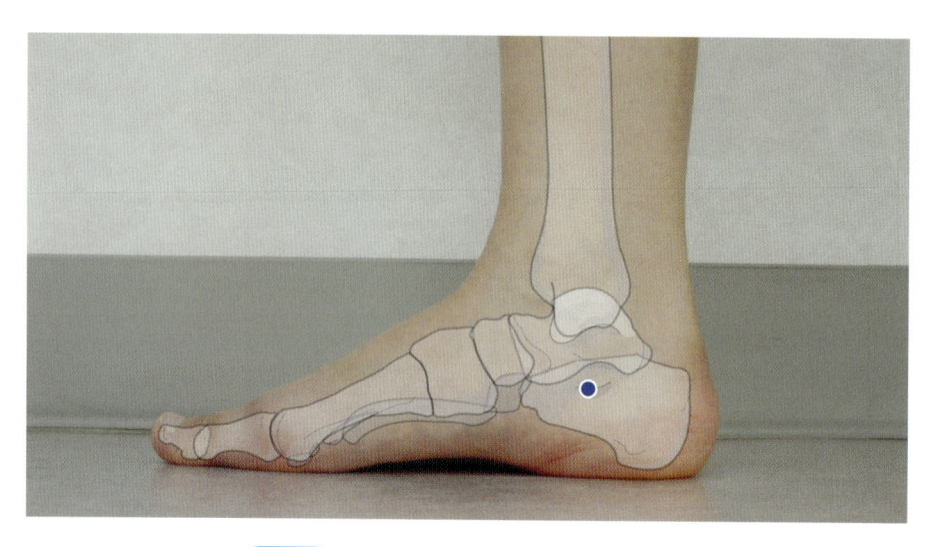

図5 踵骨載距突起部のマーキング
内果下方の足側面に水性マジックで点印をつける.

③内側縦アーチ起始部

触診

　内側縦アーチ起始部は内側縦アーチ載距突起部を挙上するときの起点となる部位である。踵底面で床面に接する部分の内側の際(きわ)を確認する（図6-a）。この部位は踵底面の中央部あたりに位置する。

マーキング

　内側縦アーチ起始部も距骨下関節回外誘導を施行するときだけにマーキングが必要である。基礎編では簡易化して踵内側底面の中央部あたりに水性マジックで点印をつける（図6-b）。

踵骨載距突起下方

内側縦アーチ起始部

a

b

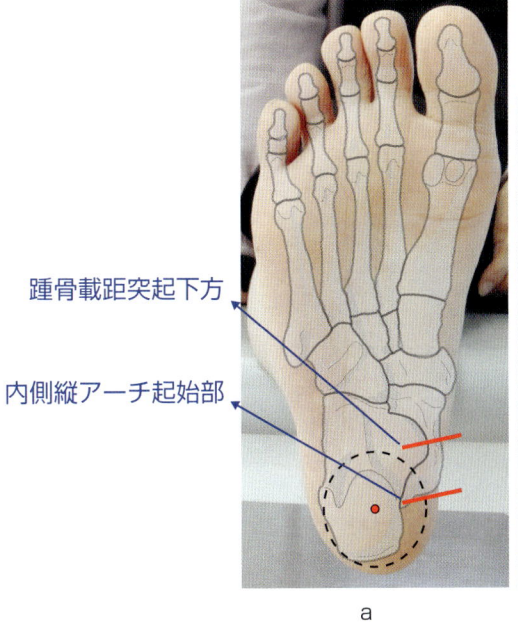

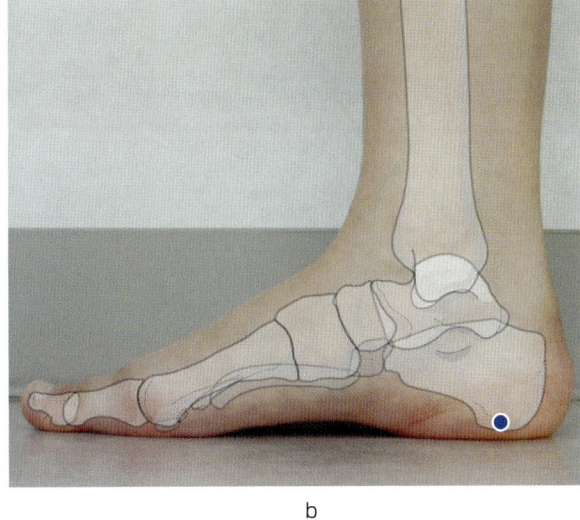

図6 内側縦アーチ起始部
a：踵底面で床面に接する部分の内側の際(きわ)を確認する．
　　この部位は踵底面の中央部あたりに位置する．
b：踵内側底面の中央部あたりに水性マジックで点印をつける．

④第5中足骨近位端
触診

　入谷式足底板では、その機能的な特徴から外側縦アーチを踵骨・立方骨部と中足骨部の2つに分類している。第5中足骨近位端はこの2つを区分けする部位である。第5中足骨近位端は足部外側から容易に触診することができる（図7）。この後方には凹みがあり、この凹みの内側に立方骨がある。

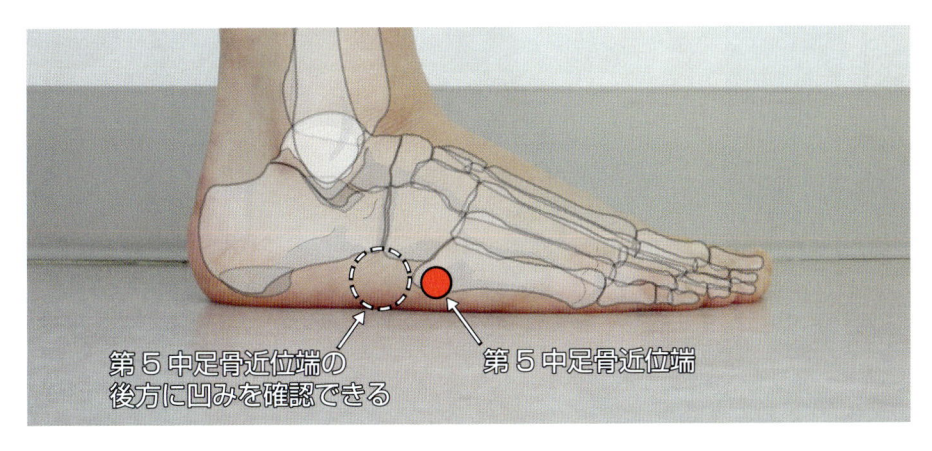

第5中足骨近位端の
後方に凹みを確認できる

第5中足骨近位端

図7 第5中足骨近位端
第5中足骨近位端は足部外側から容易に触診することができる．
この後方には凹みがあり，この凹みの内側に立方骨がある．

入谷式足底板の実際 〜基礎編〜

マーキング
第5中足骨近位端に水性マジックで点印をつける（図8）。

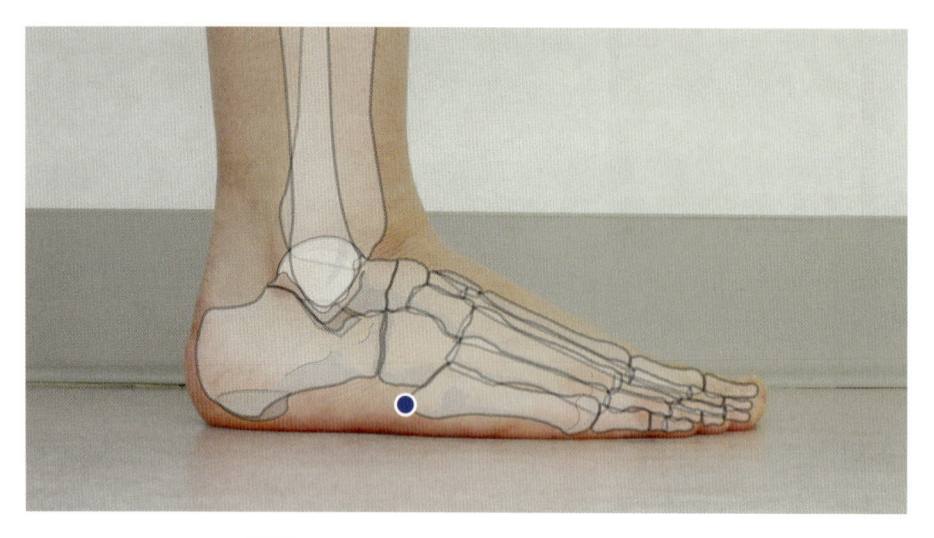

図8 第5中足骨近位端のマーキング
第5中足骨近位端に水性マジックで点印をつける．

⑤第2・3・4中足骨頭

触診

第2・3・4列を誘導する際、第2・3・4中足骨頭は起点となる部位である。第2・3・4中足骨頭は足底から触診することができる（図9-a）。分かりにくいときは中足趾節関節を底背屈しながら触診すると容易に確認できる（図9-b）。

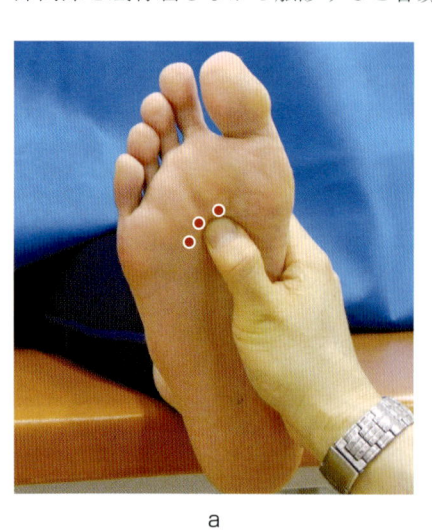

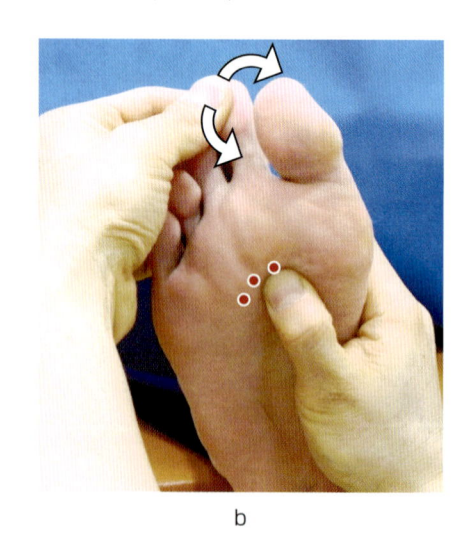

図9 第2・3・4中足骨頭の触診
a：第2・3・4中足骨頭は足底から触診する．
b：分かりにくいときは，右図のように，中足趾節関節を底背屈しながら触診すると容易に確認できる．

入谷式足底板の実際〜基礎編〜

マーキング

第2·3·4中足骨頭の近位端に水性マジックで点印をつける（図10）。

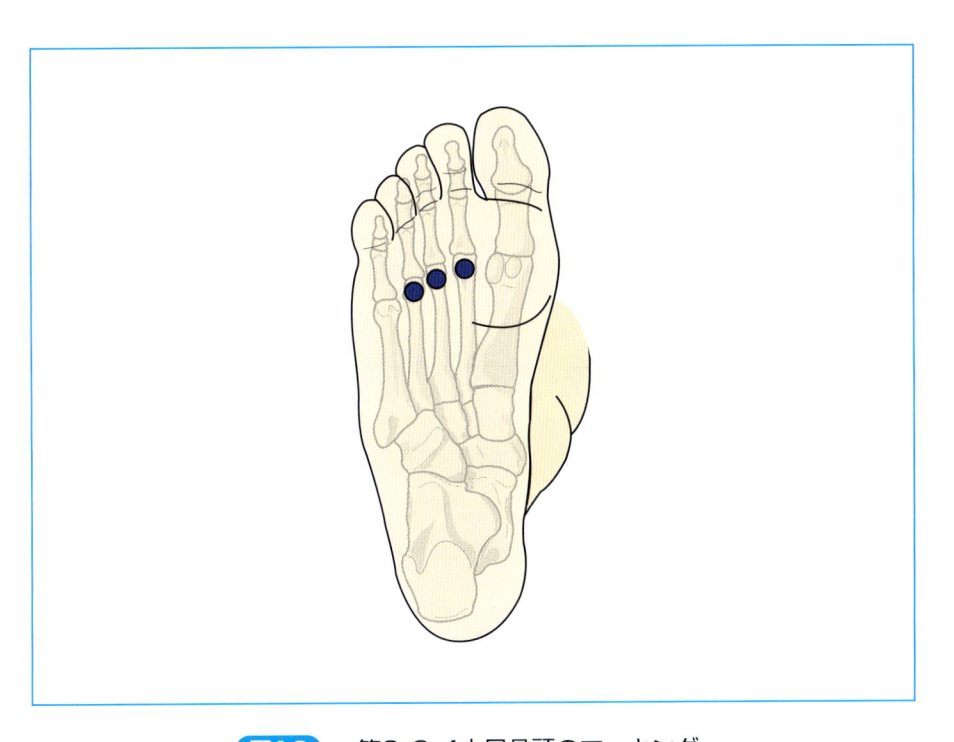

図10 第2·3·4中足骨頭のマーキング

第2·3·4中足骨頭の近位端に水性マジックで点印をつける．

2）アーチパッドへのマーキング

　基礎編ではポロン素材ソフト 6mm のアーチパッドを用いる（図11）（【MEMO】アーチパッドは足裏にあたる面を「表面」、靴面にあたる面を「裏面」と記載する）。アーチパッドの外側縦アーチ部分の前方端と被験者の足裏の第5中足骨近位端をあわせる（図12-a）。そして、アーチパッド前外側部分を第4中足骨外縁にあわせる（図12-b）。次に、足部に行ったマーキングポイントを銀ペンなどでアーチパッドに書き写す（図13-a）。そして、アーチパッド裏面に書いたマーキングポイントを表面にも書き写す（図13-b）。

　反対側のアーチパッドは、既にマーキングしたもう一方と重ね合わせ、同じ位置に左右対称となるようにマーキングする（図13-c）。

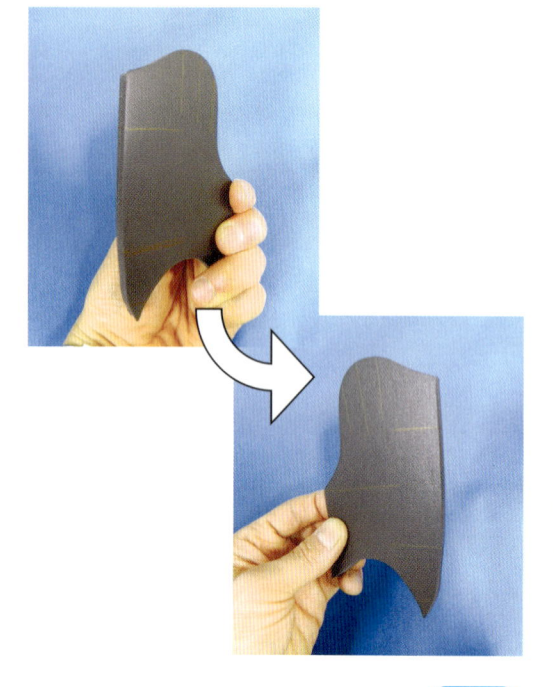

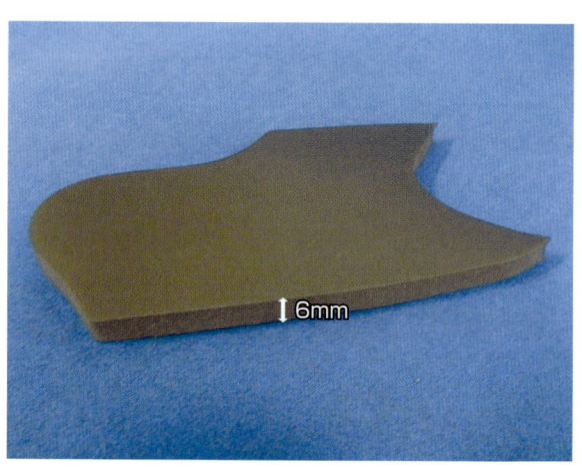

▶ 詳細は特典映像7-2を参照されたい。

図11　アーチパッド
アーチパッドは，ポロン素材の6mmのものを使用する．このアーチパッドにはソフトとハードがあるが，基礎編ではソフトのものを使用する．

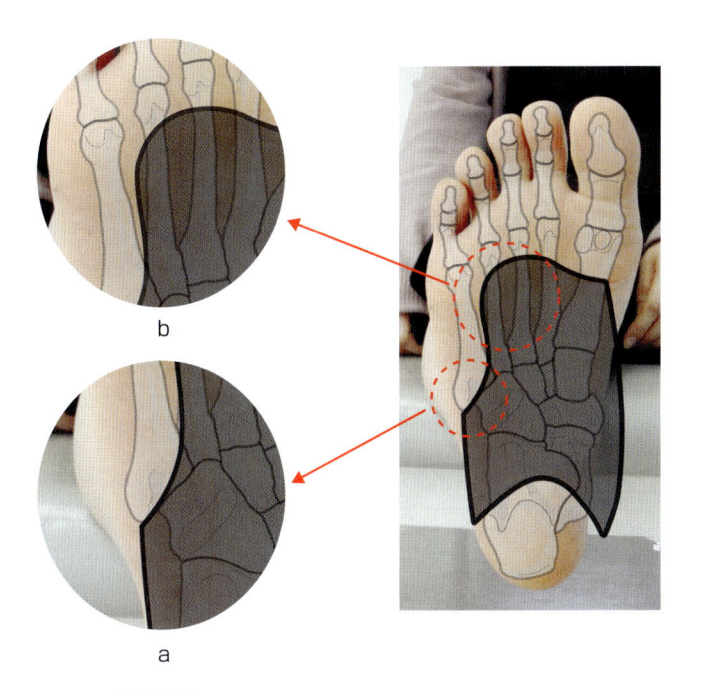

図12 アーチパッドと足裏のあわせ方

アーチパッドの外側縦アーチ部分の前方端と被験者の第5中足骨近位端を足裏にあわせる．次に，アーチパッド前外側部分を第4中足骨外縁に合わせる．

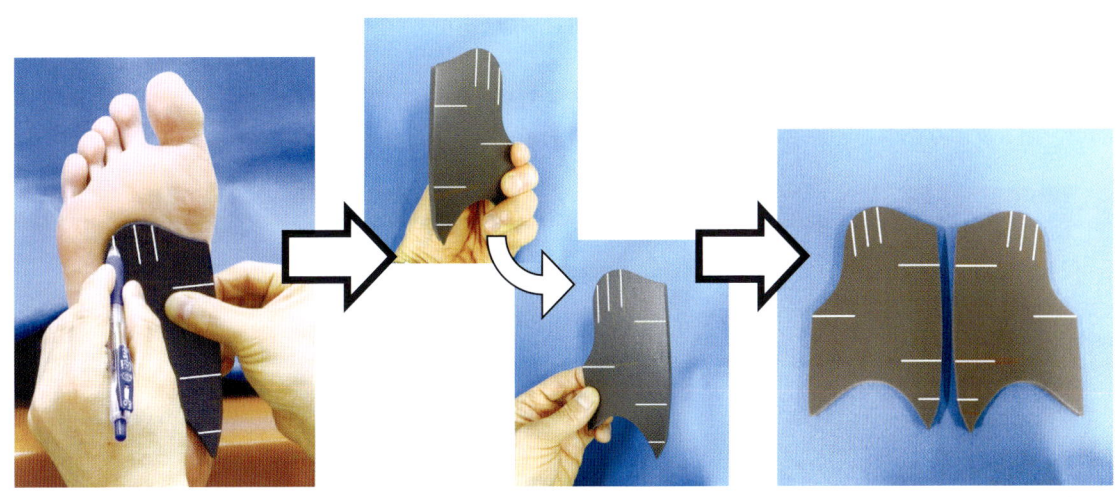

a：各マーキングポイントを銀ペンで書き写していく．

b：アーチパッド裏面のマーキングポイントを表面にも書き写す．

c：さらに，反対側のアーチパッドは，既にマーキングしたもう一方と重ね合わせ，同じ位置に左右対称となるようにマーキングする．

図13 アーチパッドへのマーキング①

入谷式足底板の実際 ～基礎編～

121

最後に、左右の評価項目をアーチパッド裏面に記載する（図14）。

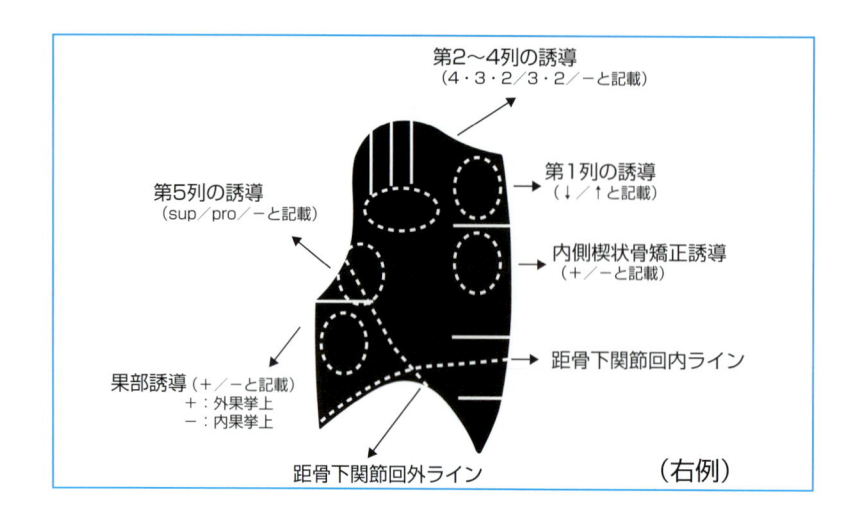

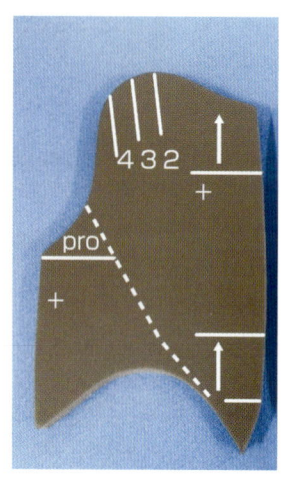

図14 アーチパッドのマーキング②
評価項目を左右のアーチパッド裏面に記載する．

3) 中敷きへのマーキング

靴の中敷きの上に被験者の足を乗せ、中敷き表面に第5中足骨近位端、第1足根中足関節面、第2趾先端、第4趾先端にマーキングし（図15-a）、中敷き裏面にも書き写す（図15-b）。

次に、中敷き裏面にアーチパッドを置き、中敷きとアーチパッド各々のマーキングポイント合わせ、アーチパッドの輪郭を銀ペンでなぞる。さらに、アーチパッドのマーキングポイントと評価項目を中敷き裏面に書き写す（図15-c）。

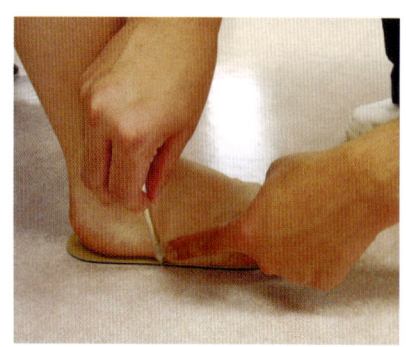

詳細は特典映像7-3を参照されたい。

a：中敷き表面に各マーキングポイントを銀ペンで書き写していく．

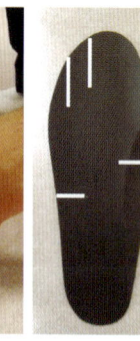

b：中敷き表面に書いたマーキングポイントを裏面にも書き写す．

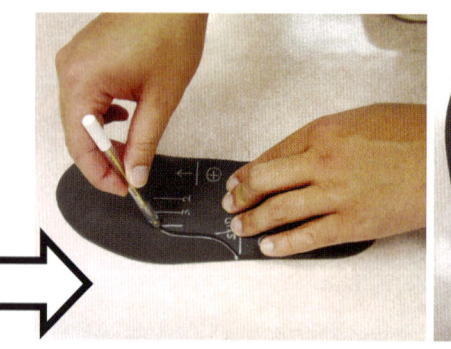

c：次に，中敷き裏面にアーチパッドを置き，中敷きとアーチパッド各々のマーキングポイント合わせ，アーチパッドの輪郭を銀ペンでなぞる．

図15 中敷きへのマーキング

以上のように、足、アーチパッド、中敷きにマーキングを施行することによって、研磨した足底板を正確に中敷きに貼付することができる。

　なお、入谷式足底板では、直接的評価において内果挙上の場合は外側縦アーチ部分は不必要であることを示唆する。また、距骨下関節回内誘導の場合は内側縦アーチ踵骨載距突起部は不必要であることを示唆する。このため、次の「Ⅱ.研磨」の項目に入る前に、内果挙上の場合はアーチパッドの外側縦アーチ部分を切り取り（図 16-a）、距骨下関節回内誘導の場合は踵骨載距突起部を切り取っておく（図 16-b）。

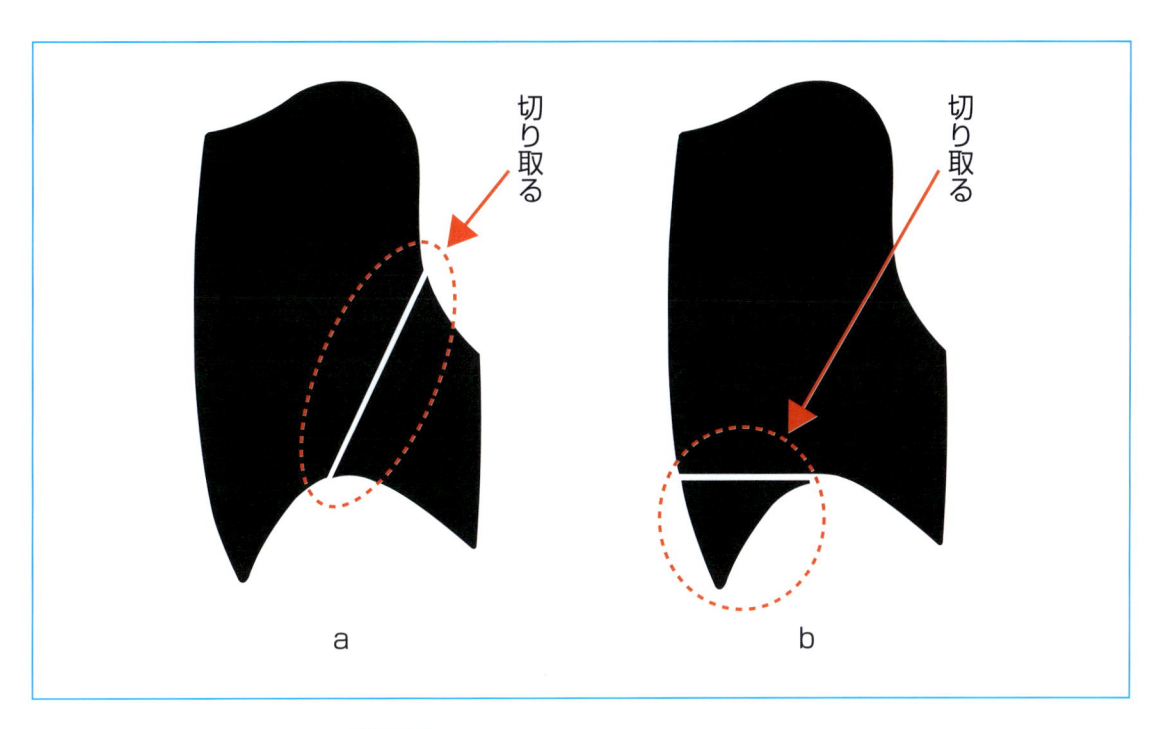

図16　研磨前段階の不要部分切り取り
a：内果挙上の場合
b：距骨下関節回内誘導の場合

Ⅱ．研磨

次の工程はアーチパッドの研磨である。直接的評価で決定したことをアーチパッドの各部位にどのように反映させていくのかを含め、研磨の実際について説明していきたい。

1）研磨の基本

① **グラインダー**：アーチパッドの研磨はグラインダーを用いて行う。グラインダーは直径5～10cmで（図17-a）、削り面の幅が5cm以上のものが望ましい（図17-b）。

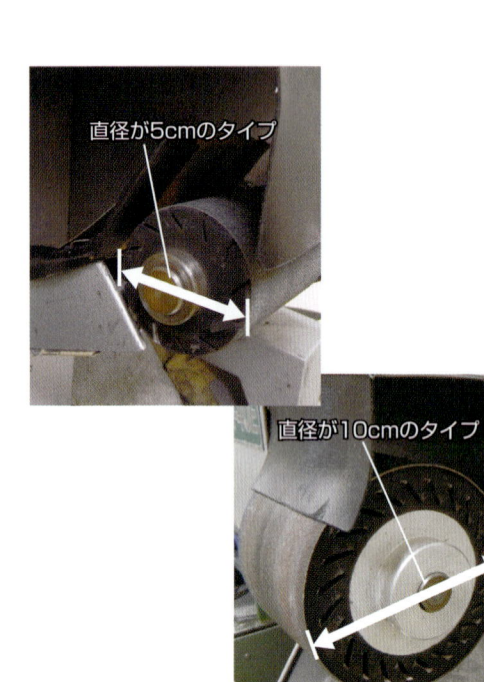

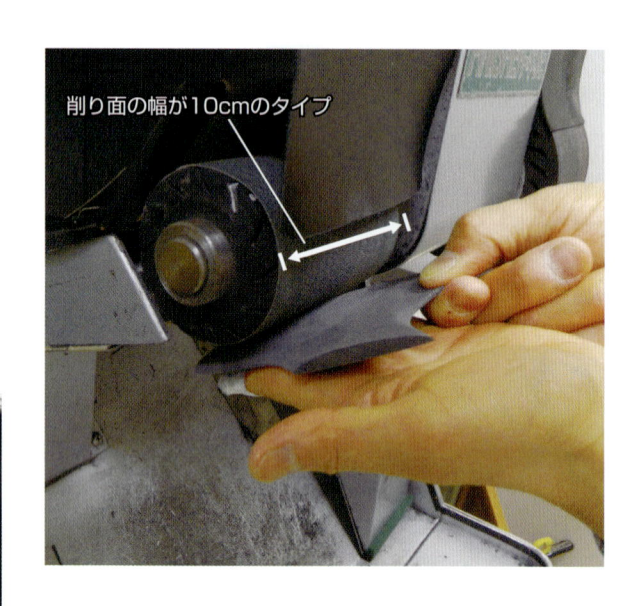

a：グラインダーの直径　　　　　　　　　　b：グラインダーの幅

図17　研磨に使用するグラインダー
グラインダーは直径5～10cmで，幅が5cm以上のものが望ましい．

② **持ち方**：右利きの人はアーチパッドを右手に持ち、左手でアーチパッドを下から支える（図 18-a）。下から支える左手は主に示指・中指全体で支える（図 18-b）。また、示指・中指にはグラインダーで傷つけないようあらかじめ指先にテーピングを巻いておく（図 18-c）。

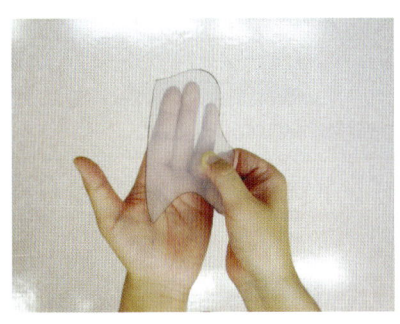

a：右利きの人はアーチパッドを右に持ち，左手でアーチパッドを下から支える．

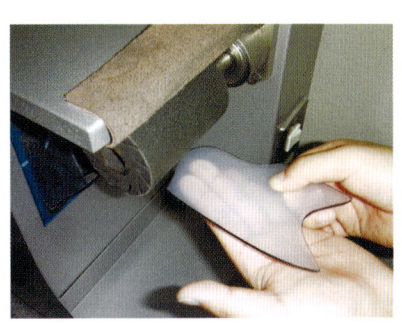

b：下から支える左手は主に示指・中指全体で支える．

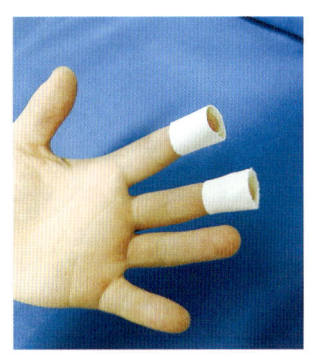

c：示指・中指にはグラインダーで傷つけないようあらかじめ指先にテーピングを巻いておく．

図18　研磨の基本：持ち方

③ **端部分の研磨**：アーチパッドや各種パッドの端部分を研磨するときは図19のように、グラインダーの面にパッドの端を鋭角に当て研磨する。研磨した後に確認し、図20-aに示すように研磨した面が均一で削り残しがないようにする。

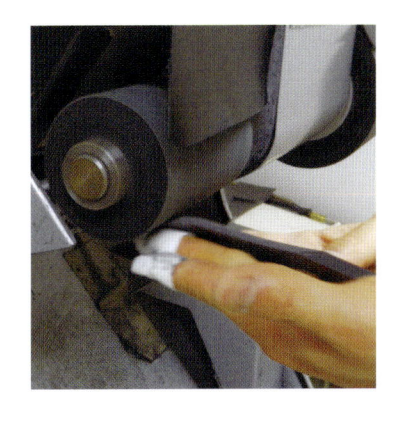

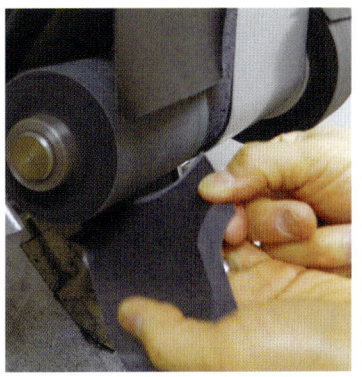

詳細は特典映像8-1を参照されたい。

図19　端部分の研磨①
アーチパッドや各種パッドの端部分を研磨するときは，グラインダーの面にパッドの端を鋭角に当て研磨する．

入谷式足底板の実際 〜基礎編〜

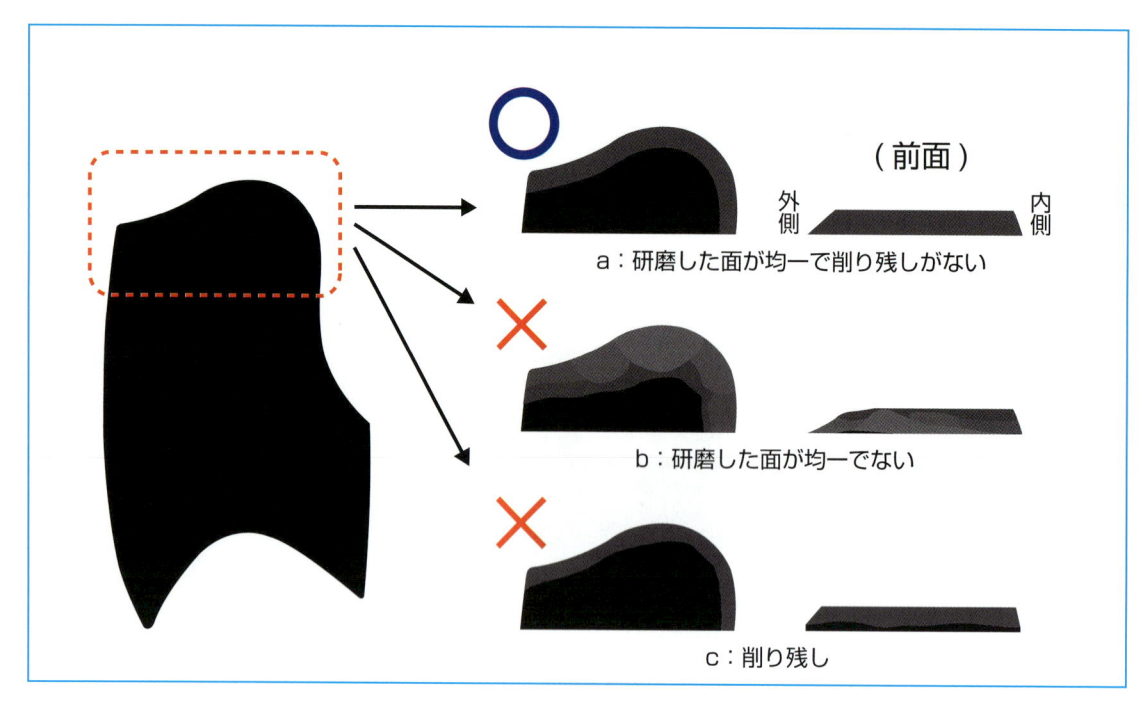

図20　端部分の研磨②

- a：研磨した面が均一で削り残しがない
- b：研磨した面が均一でない
- c：削り残し

（前面）外側／内側

　④ **中央部の研磨（端部分以外）**：アーチパッドや各種パッドの中央部を研磨するときは図21-aのように、グラインダーの面にパッドの研磨部分を当て研磨する。このとき、研磨部分を左手示指・中指全体で支えながら研磨することが重要である（図21-b）。このため、示指・中指は全体が一つの面となるように形づくり、この面全体でクラインダー間との圧力の調整が出来るようにする（図22）。実際の研磨時には、目的とする足底板の形状や高さをイメージしながら、この示指・中指全体の面とグラインダー間との圧力で調整して足底板を形作っていく。この感覚を養うことで、目的とする形状と高さが滑らかな面で研磨することができる。

詳細は特典映像8-2を参照されたい。

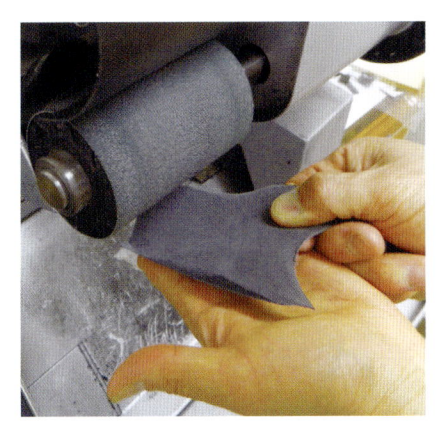

a：グラインダーの面にパッドの研磨
　　部分を当て研磨する．

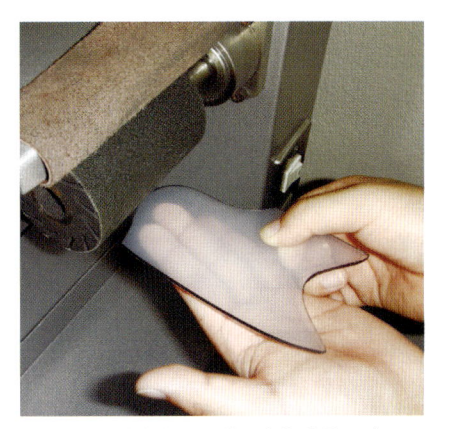

b：研磨部分を示指・中指全体で支
　　えながら研磨する．

図21　中央部の研磨（端部分以外）①

形状や高さはこの示指・中指全体とグラインダー間の圧力を調整しながら行う．
この感覚を養うことで，目的とする形状と高さに滑らかな面で研磨することができる．

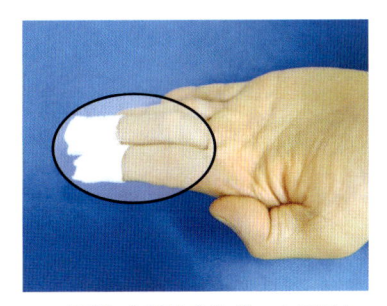

a：示指・中指は全体が一つの面と
　　なるように形づくる．

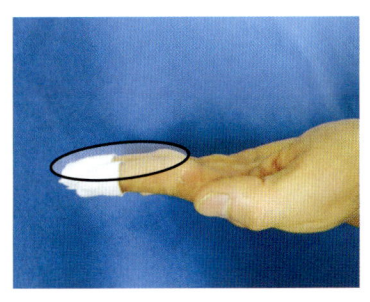

b：横から見ても示指・中指は全体
　　が一つの面となっている．

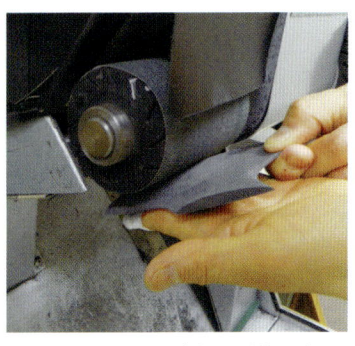

c：目的とする足底板の形状や高さ
　　をイメージしながら，この示指
　　・中指全体の面とグラインダー
　　間の圧力を調整しながら足底板
　　を形作っていく．

図22　中央部の研磨（端部分以外）②

研磨部分を示指・中指全体で支えながら研磨することが重要である．このため，示指・中指は全体が一つの
面となるように形づくり，この面全体で削り面との圧力の調整が出来るようにする（図a・b）．
実際の研磨時には，目的とする足底板の形状や高さをイメージしながら，この示指・中指全体の面とグラ
インダー間の圧力を調整しながら足底板を形作っていく（図c）．この感覚を養うことで，目的とする形
状と高さに滑らかな面で研磨することができる．

入谷式足底板の実際〜基礎編〜

2) 直接的評価に基づく形状決定と研磨

(1) 距骨下関節誘導評価に基づく形状決定と研磨

内側縦アーチ踵骨載距突起部は距骨下関節の回内外に最も影響している。足底板処方において同部を高く処方すると距骨下関節は回外し、低く処方すると距骨下関節は回内する。

① **距骨下関節回外誘導**：内側縦アーチ踵骨載距突起部を高めに残し、内側縦アーチと外側縦アーチの間隙部分を深く削り落とす。基本とする処方の形状や高さは図23-a を参照されたい。

② **距骨下関節回内誘導**：外側縦アーチ踵骨・立方骨部を高めに残し、内側縦アーチ舟状骨部および踵骨載距突起部を深く削り落とす。基本とする処方の形状や高さは図23-b を参照されたい。

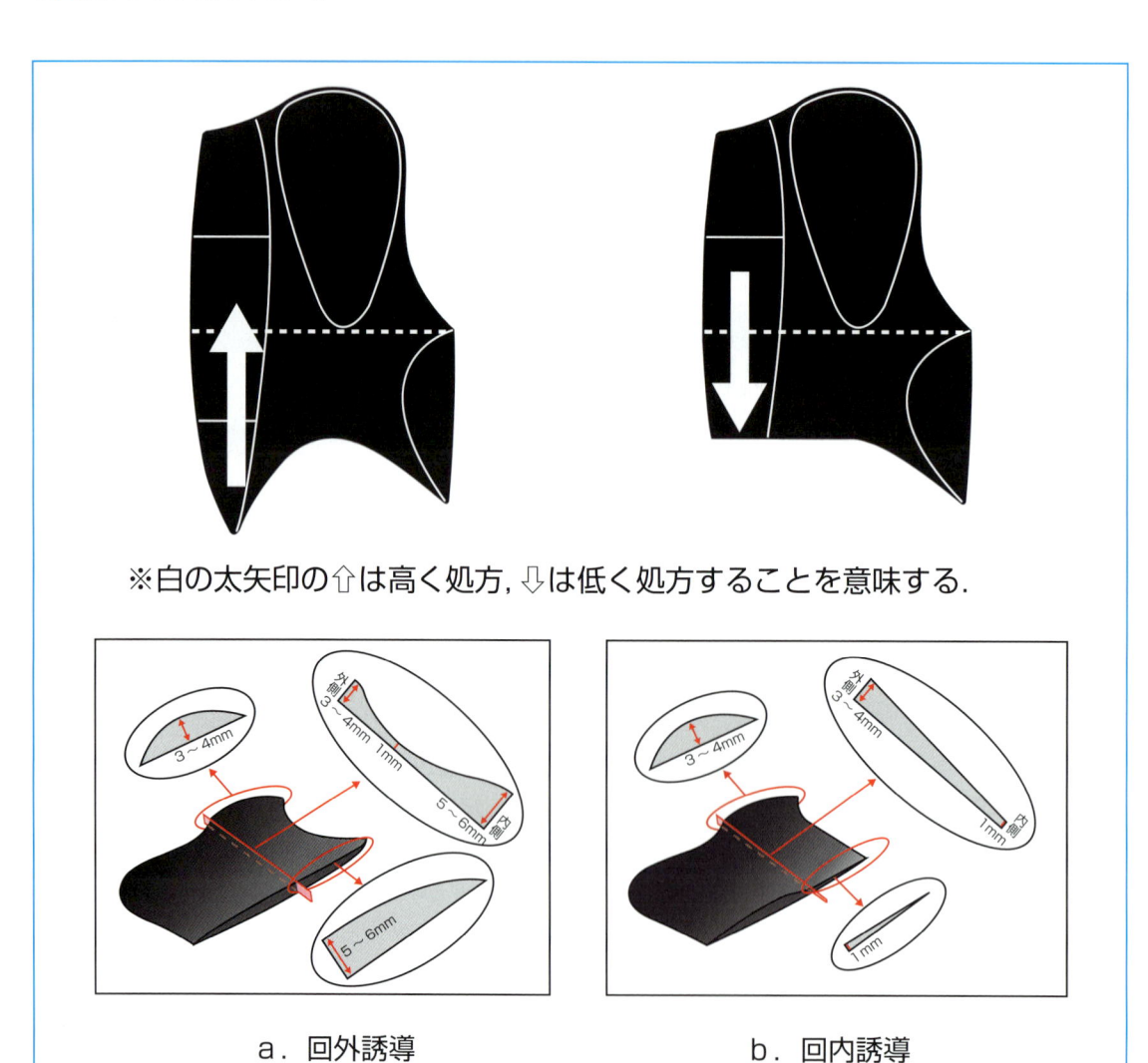

※白の太矢印の⇧は高く処方，⇩は低く処方することを意味する．

a．回外誘導　　　　　b．回内誘導

図23　距骨下関節誘導評価に基づく形状決定と研磨

(2) 第1列誘導評価に基づく形状決定と研磨

　第1列の運動は内側楔状骨に対する第1中足骨の動きである。このため、足底板処方において第1列誘導は内側縦アーチ中足骨部に最も反映している。すなわち、同部を低く処方すると第1列を底屈させ、高く処方すると第1列を背屈させる。

　① **第1列底屈誘導**：内側縦アーチ中足骨部、すなわち第1足根中足関節面より遠位を低めに削り込む。基本とする処方の形状や高さは図24-a を参照されたい。

　② **第1列背屈誘導**：内側縦アーチ中足骨部、すなわち第1足根中足関節面より遠位を高めに残し軽く削り込む。基本とする処方の形状や高さは図24-b を参照されたい。

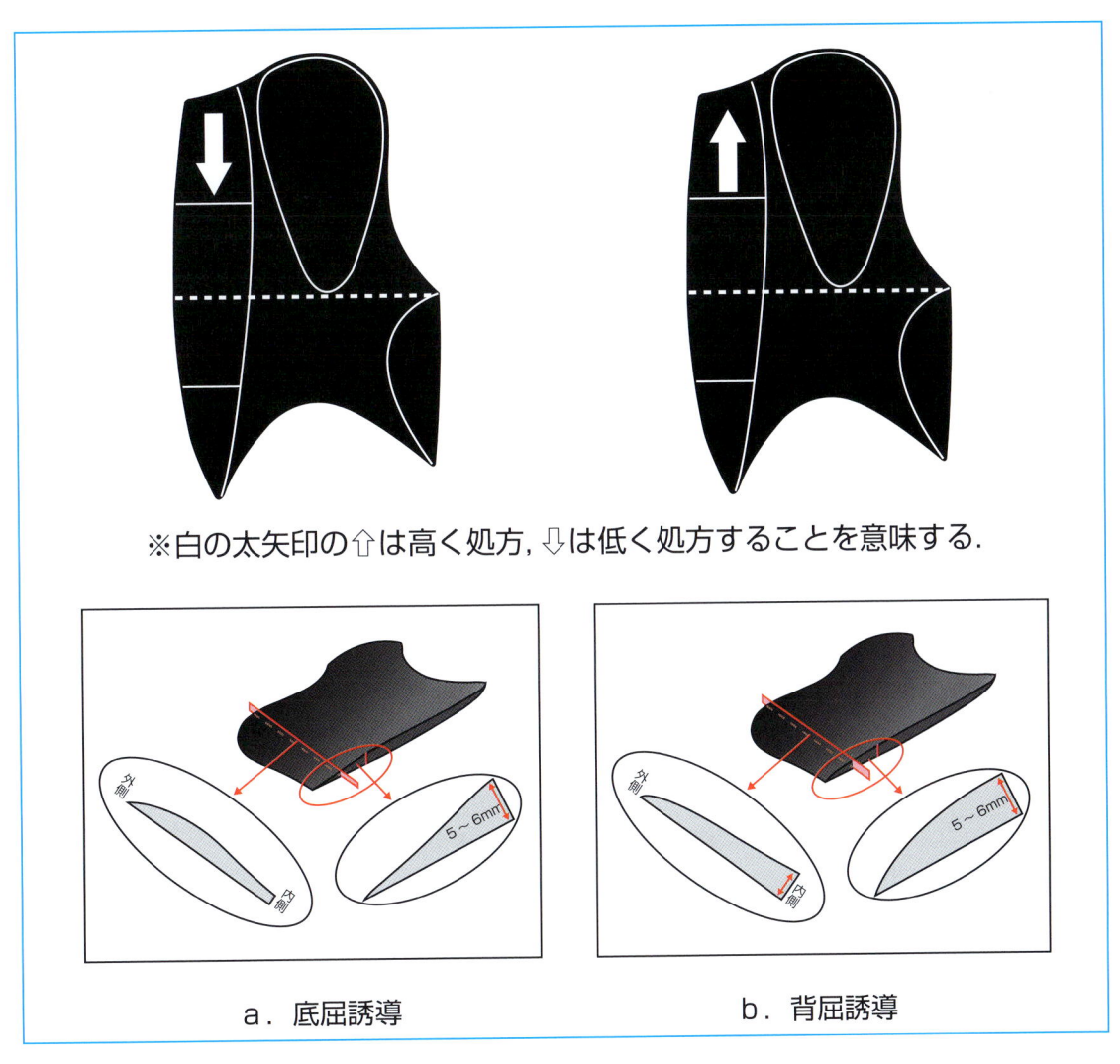

※白の太矢印の⇧は高く処方, ⇩は低く処方することを意味する.

a．底屈誘導　　　　　　b．背屈誘導

図24　第1列誘導評価に基づく形状決定と研磨

(3) 第5列誘導評価に基づく形状決定と研磨

第5列の運動は第5中足骨の内がえし・外がえしである。このため、足底板処方において外側縦アーチ中足骨部が最も影響している。同部を低く処方すると第5列を内がえしさせ、高く処方すると第5列を外がえしさせる。

① 第5列内がえし誘導：外側縦アーチの前内側部分を深く削り、その上でこの部位をハサミで切り落とす（図25-a）。

② 第5列外がえし誘導：外側縦アーチの前内側部分を滑らかにするだけで深く削り込まない。そして、ハード3mmのポロンシートを半円長形に切り落とし、円形部分の端を削り、外側縦アーチ中足骨部にそのパッドを貼付する（図25-b）。

③ 第5列誘導なし：外側縦アーチの前内側部分を滑らかにするだけで深く削り込まない（図25-c）。

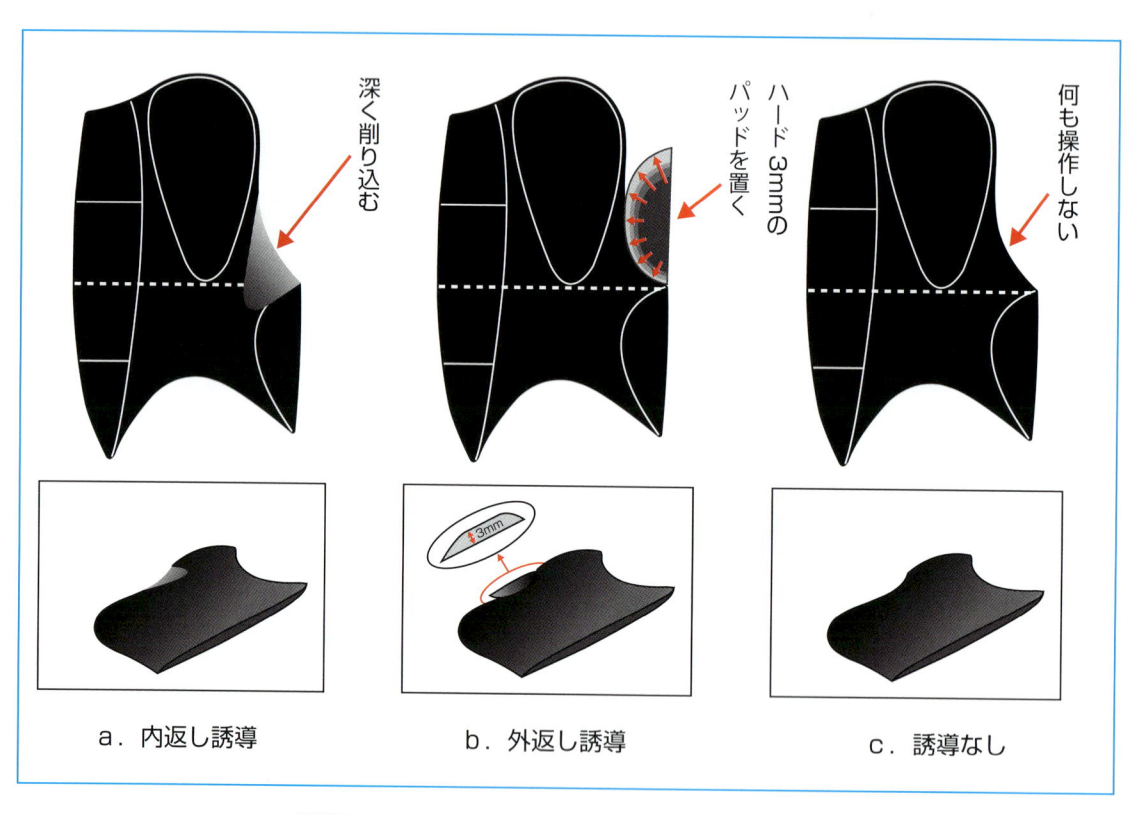

a．内返し誘導　　b．外返し誘導　　c．誘導なし

図25　第5列誘導評価に基づく形状決定と研磨

⑷ 内側楔状骨矯正誘導評価に基づく形状決定と研磨

　足底板処方において、内側楔状骨矯正は内側楔状骨部分の高さを調整することで行う。

　① **内側楔状骨矯正誘導**：直接的評価で矯正プラスの場合、第1足根中足関節の近位部分をあまり削らず高めに残しておく（図26-a①・b①）。矯正マイナスの場合、同関節の近位部分をやや低めに削る（図26-a②・b②）。

　基本とする処方の形状や高さは図26を参照されたい。

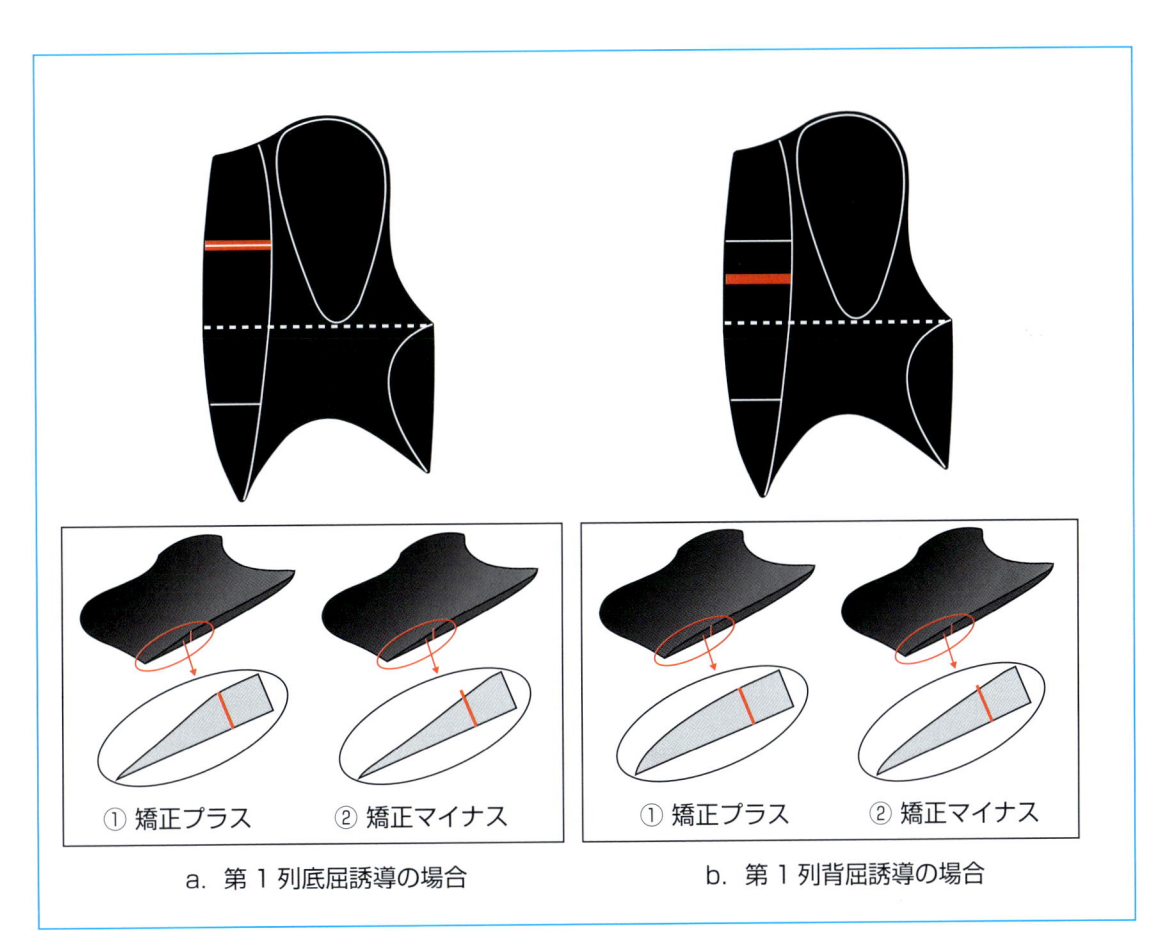

① 矯正プラス　　② 矯正マイナス
a. 第1列底屈誘導の場合

① 矯正プラス　　② 矯正マイナス
b. 第1列背屈誘導の場合

図26　内側楔状骨矯正誘導評価に基づく形状決定と研磨

(5) 果部誘導評価に基づく形状決定と研磨

　果部誘導は内果と外果の高低差をコントロールする誘導である。このため、足底板処方において外果挙上の場合、外側縦アーチの必要性を示唆する。また、内果挙上の場合、外側縦アーチが不要であることを示唆する。

　① **外果挙上誘導**：外側縦アーチ部分は外側端を 3～4mm 程度の高さを残して研磨する（図 27-a,b）。

　② **内果挙上誘導**：研磨の前に外側縦アーチ部分はハサミで切り落とし、そして内側縦アーチと外側縦アーチの間隙部分を滑らかに削る（図 27-c）。

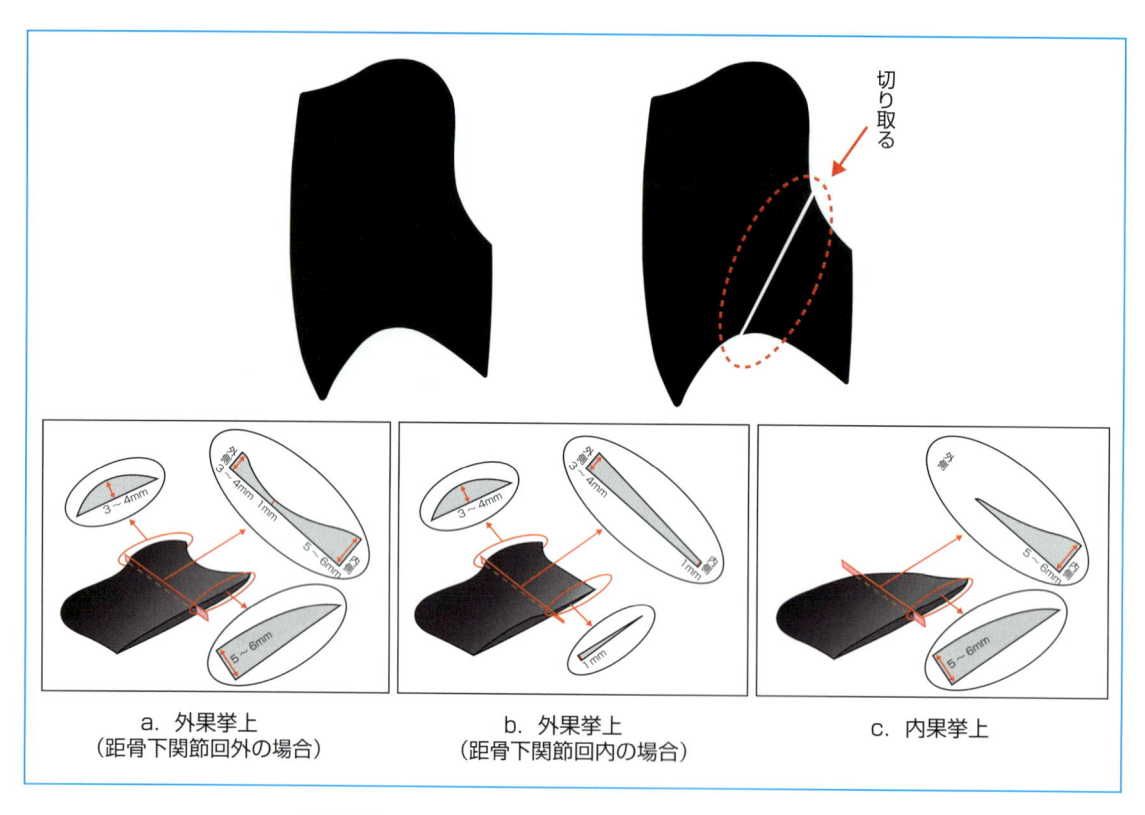

図27 果部誘導評価に基づく形状決定と研磨

a. 外果挙上（距骨下関節回外の場合）
b. 外果挙上（距骨下関節回内の場合）
c. 内果挙上

(6) 第2〜4列誘導評価に基づく形状決定と研磨

　足底板処方において第2〜4列誘導は横アーチ中足骨レベルに最も影響している。すなわち、同部を高く処方すると第2〜4列を背屈させ、低く処方すると第2〜4列を底屈させる。また、背屈の誘導方法には、第2・3・4列を背屈する方法と第2・3列を背屈する方法とがある。

① 第2・3・4列背屈誘導：第2・3・4列部分の高さを残しながら滑らかに削り落とす。基本とする処方の形状や高さは図28-a および図29-a を参照されたい。

② 第2・3列背屈誘導：第2・3列部分の高さを残しながら滑らかに削り、第4列部分を低くなるように深く削りを入れる。基本とする処方の形状や高さは図28-b および図29-b を参照されたい。

③ 第2・3・4列底屈誘導：同部の高さを残さないように深く削り込む。基本とする処方の形状や高さと形状は図28-c および図29-c を参照されたい。

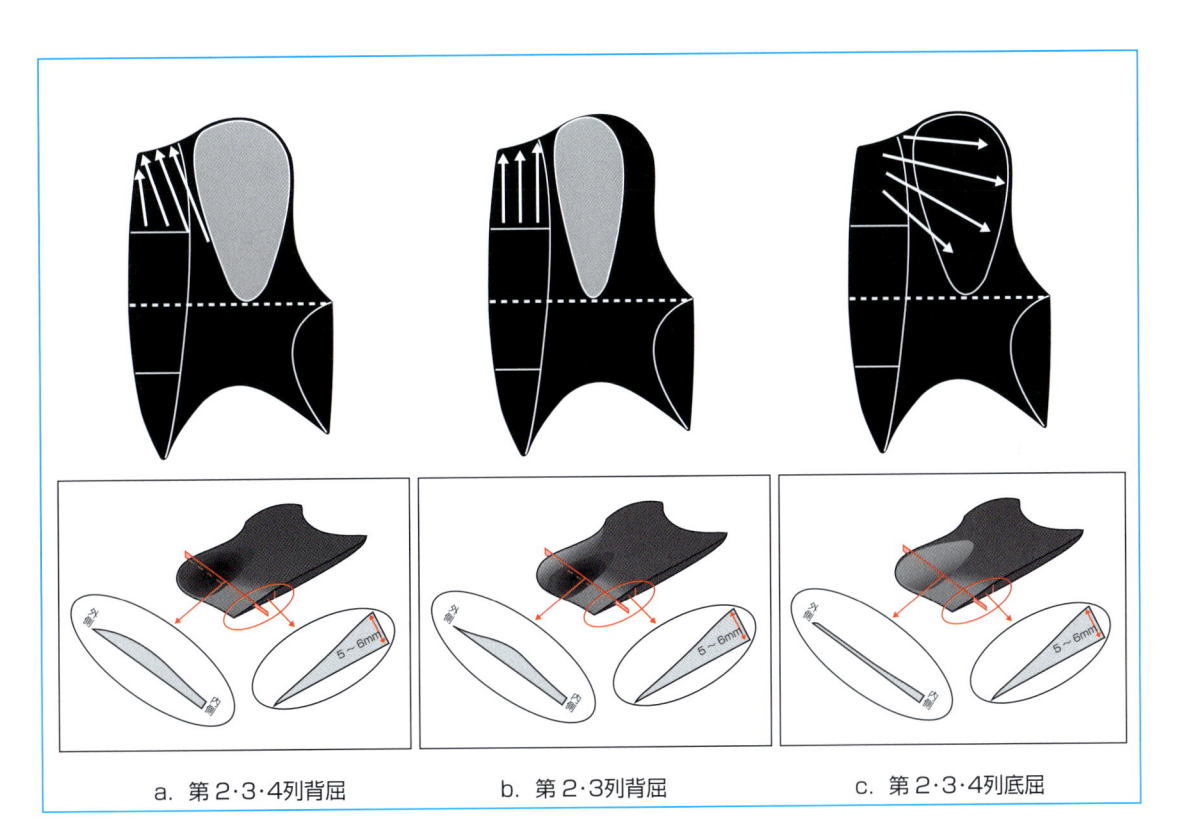

a. 第2・3・4列背屈　　b. 第2・3列背屈　　c. 第2・3・4列底屈

図28　第2〜4列誘導評価に基づく形状決定と研磨（第1列底屈の場合）

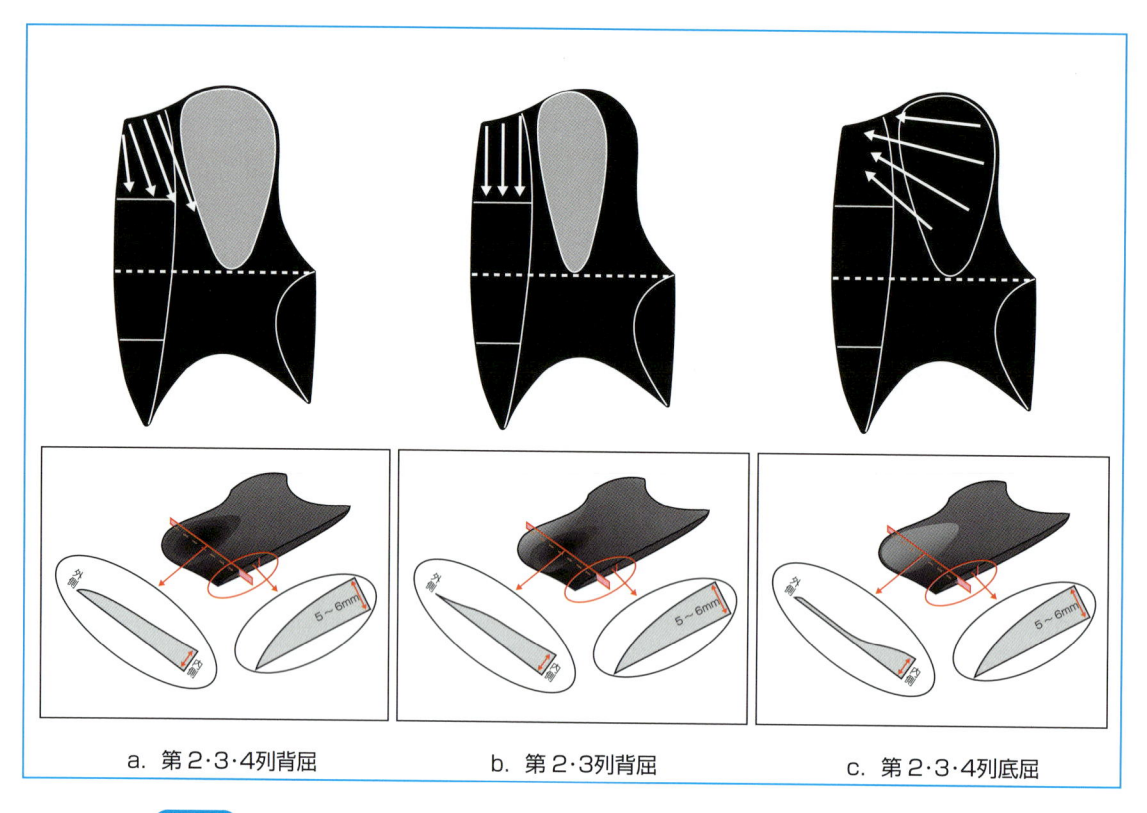

a. 第2・3・4列背屈　　　　b. 第2・3列背屈　　　　c. 第2・3・4列底屈

図29　第2～4列誘導評価に基づく形状決定と研磨（第1列背屈の場合）

3) 実際の研磨の手順

実際にアーチパッドを研磨する際は、以下の手順に沿って行う。

(1) アーチ形状を整える前の研磨

通常、靴の内壁には内側カウンターがある（図30-a）。このため、アーチパッド内側の裏面を研磨せずにそのまま靴の中に挿入すると、足の内側に強い突き上げを感じてしまう（図30-b）。

▶ 詳細は特典映像9-1を参照されたい。

こうしたことから、まずはアーチパッド内側の裏側を靴の内側カウンターに沿って斜めに研磨する（図31左上）。

次に、アーチパッド内側と外側縦アーチ部分を除いた前縁部分と後縁部分に段差がなくなるようにアーチの表側を研磨する（図31右上）。

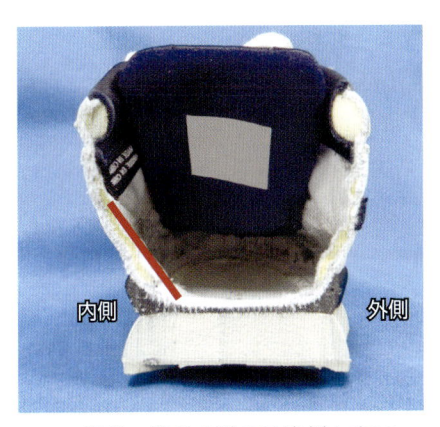

a：通常，靴の内壁には内側カウンターがある．

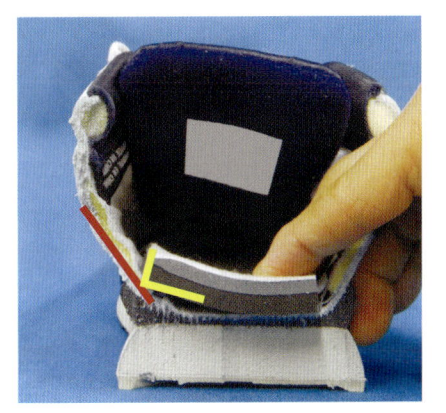

b：アーチパッド内側の裏面を研磨せずにそのまま靴の中に挿入すると，足の内側に強い突き上げ感を感じてしまう．

図30 靴の内側カウンター

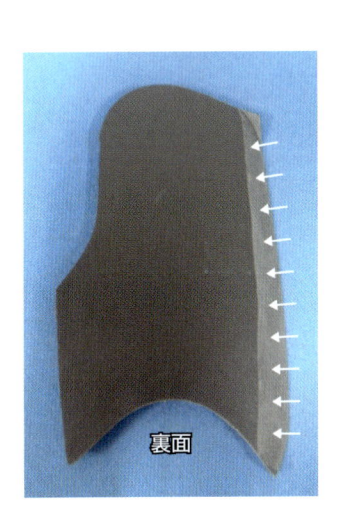

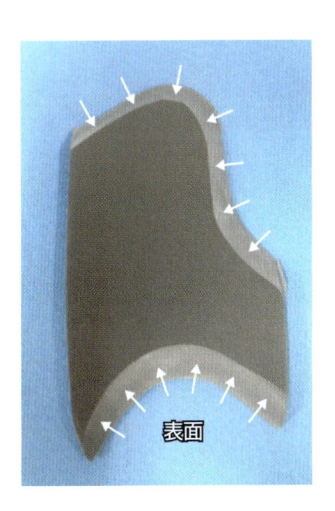

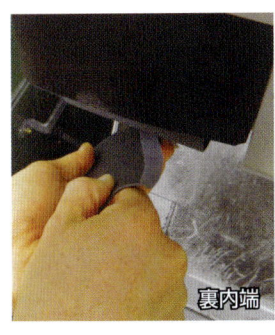

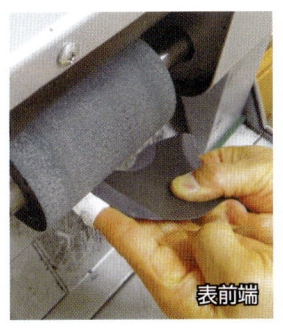

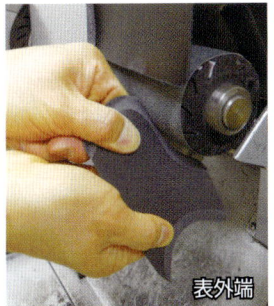

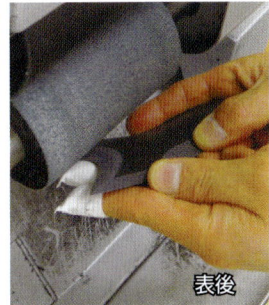

裏面 → 表面

裏内端　表前端　表外端　表後

図31 アーチ形状を整える前の研磨（右側例）

入谷式足底板の実際 〜基礎編〜

135

(2) アーチ形状を整える手順

① アーチパッド後方部分の研磨：まずは、「(1) 距骨下関節誘導評価に基づく形状決定と研磨（P128 照）」および「(5) 果部誘導評価に基づく形状決定と研磨（P132 参照）」にしたがってアーチパッドの後方部分を研磨する（図32 および図33）。

▶ 詳細は特典映像9-2を参照されたい。

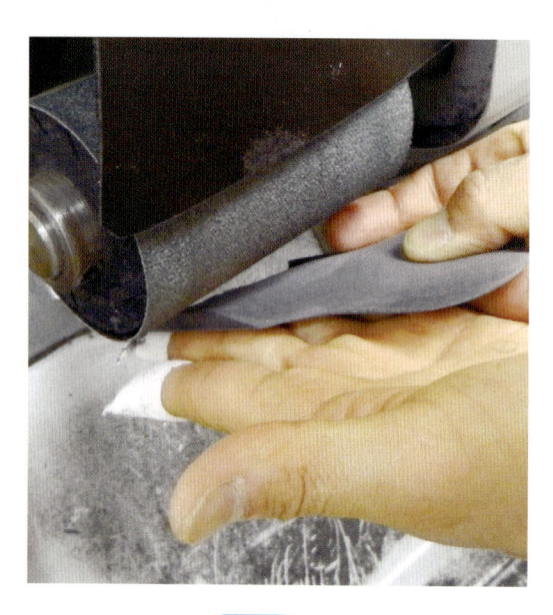

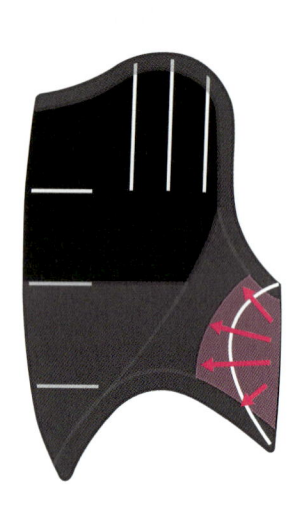

図32　アーチパッド後方部分の研磨（外側アーチ部分の研磨）
アーチパッド後方部分は、はじめに外側縦アーチ部分を研磨し3～4mm程度の高さに整える．

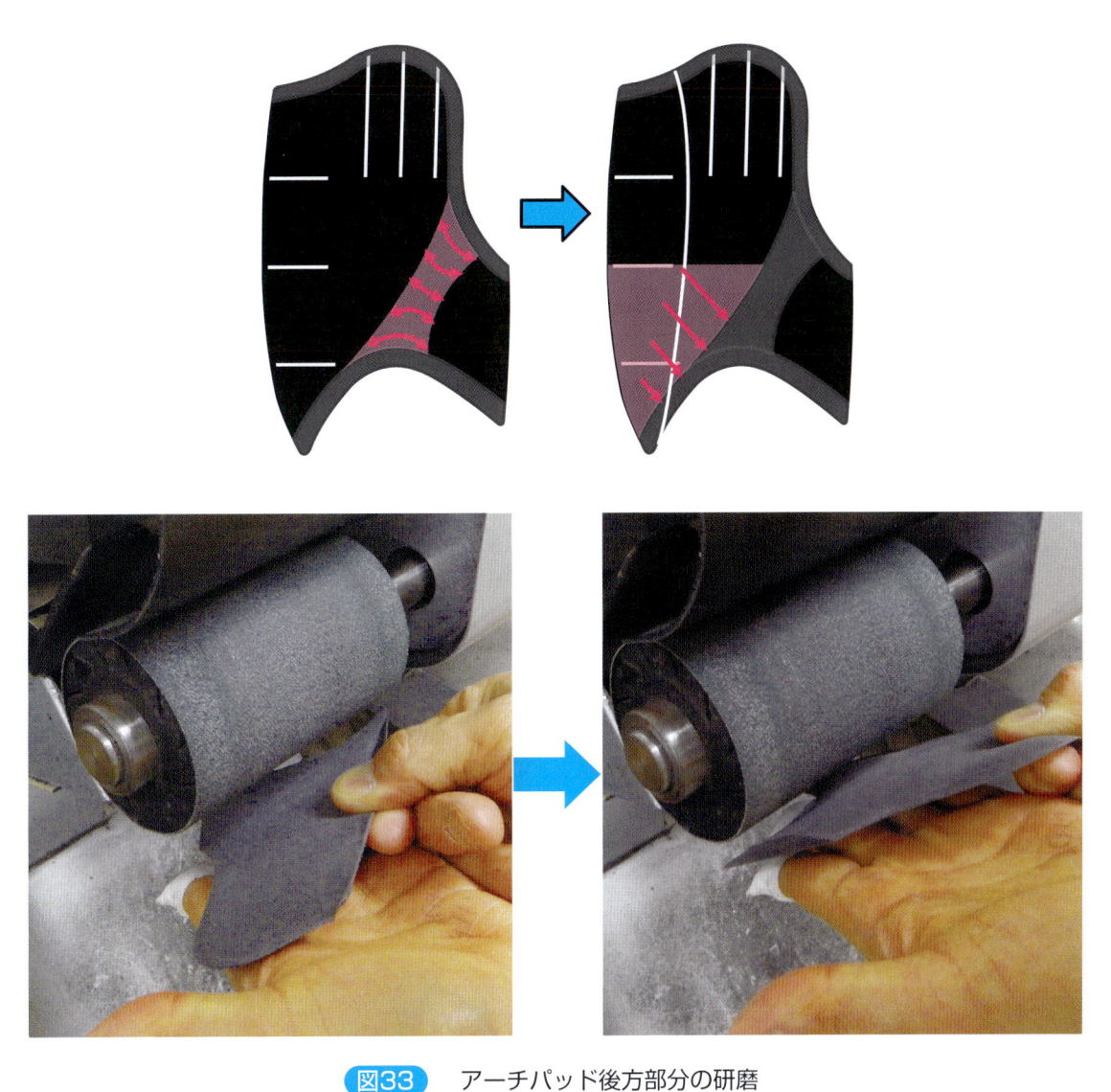

図33 アーチパッド後方部分の研磨
（内側縦アーチと外側縦アーチの間隙部分、内側縦アーチ載距突起部および舟状骨部の研磨）

内側縦アーチと外側縦アーチの間隙部分、そして、内側縦アーチ載距突起部および舟状骨部を図23及び図27を参考に研磨し形状や高さを形作っていく．

入谷式足底板の実際 〜基礎編〜

② アーチパッド前内方部分の研磨：次に、「(2) 第1列誘導評価に基づく形状決定と研磨（P129参照）」および「(4) 内側楔状骨矯正誘導評価に基づく形状決定と研磨（P131参照）」にしたがってアーチパッドの前内側部分を研磨する（図34）。

▶ 詳細は特典映像9-3を参照されたい。

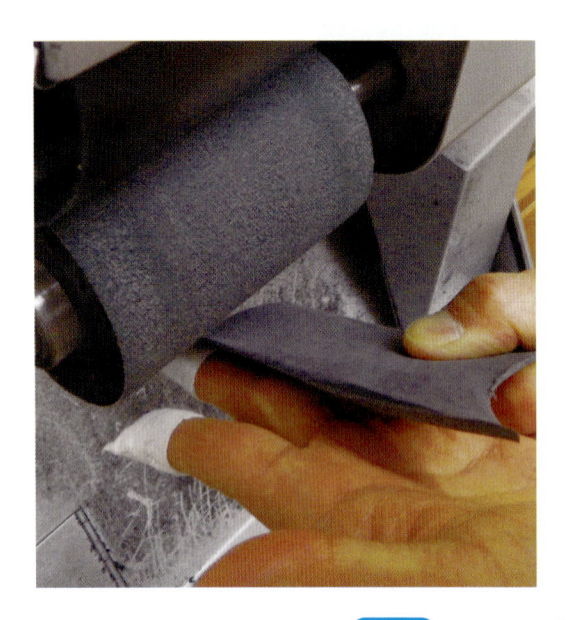

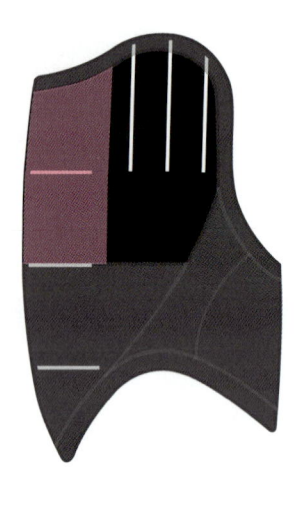

図34　アーチパッド前内方部分の研磨

アーチパッドの前内側部分は，図24および図26を参考に研磨し形状や高さを形作っていく．

入谷式足底板の実際 ～基礎編～

③ アーチパッド前方中央部分の研磨：次に、「(6) 第2・3・4列誘導評価に基づく形状決定と研磨（P133・134参照）」にしたがってアーチパッドの前中央部分を研磨する（図35）。

▶ 詳細は特典映像9-4を参照されたい。

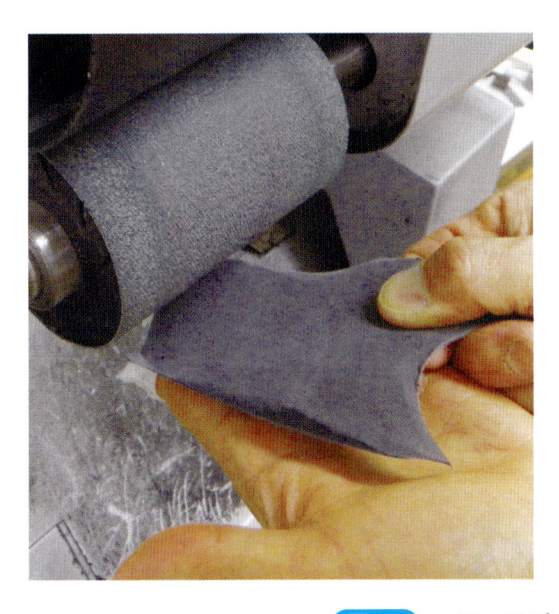

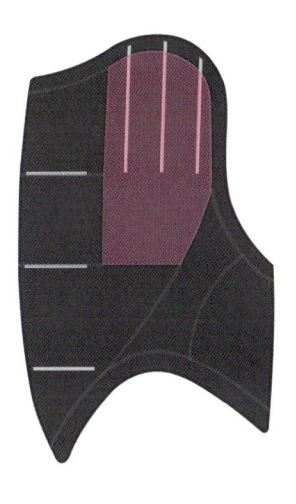

図35　アーチパッド前方中央部分の研磨

アーチパッド前方中央部分は，図28および図29を参考に研磨し形状や高さを形作っていく．

入谷式足底板の実際 〜基礎編〜

④ 仕上げの研磨：最後に、全体の形状を整えるように滑らかに研磨する（図36）。

▶ 詳細は特典映像9-3を参照されたい。

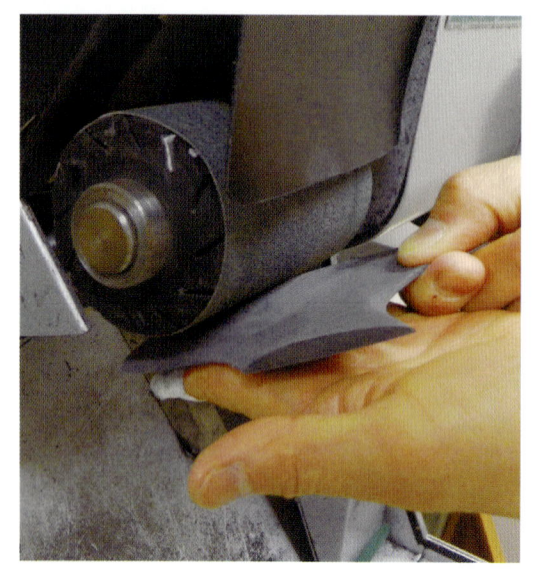

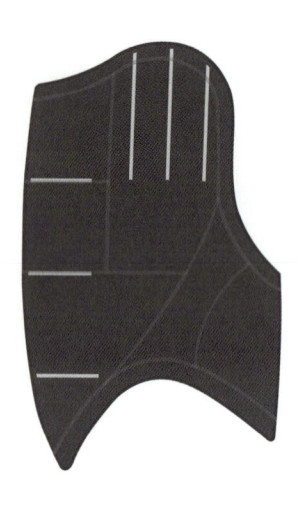

図36 仕上げの研磨
最後に，全体の形状を整えるように滑らかに研磨する．

ここまで説明したアーチ形状を整えるための一連の手順を距骨下関節回外誘導の場合と距骨下関節回内誘導の場合とに分け、図37および図38にまとめているので参照されたい。

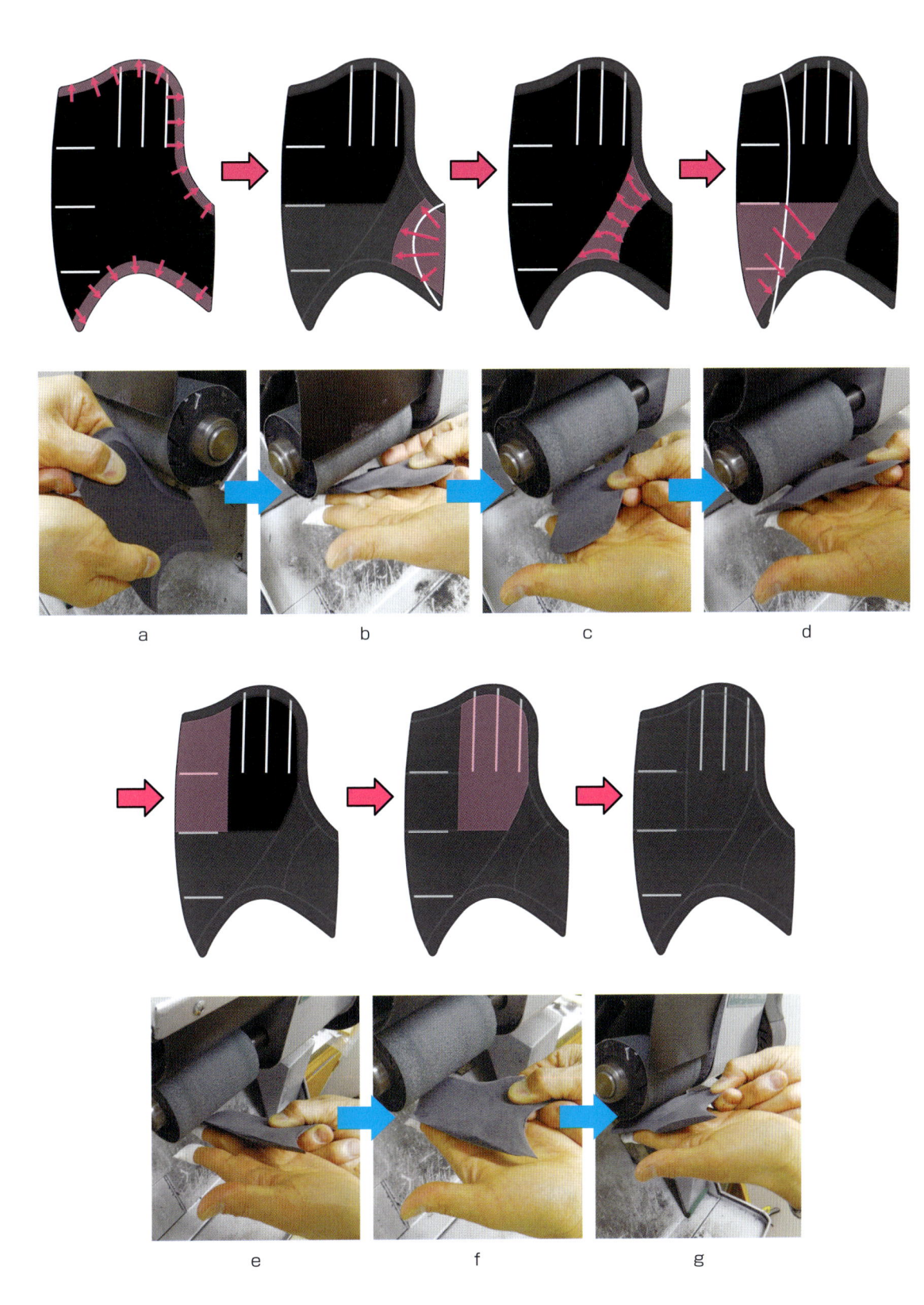

図37 アーチパッドの研磨の手順（距骨下関節回外）（右側例）

入谷式足底板の実際 〜基礎編〜

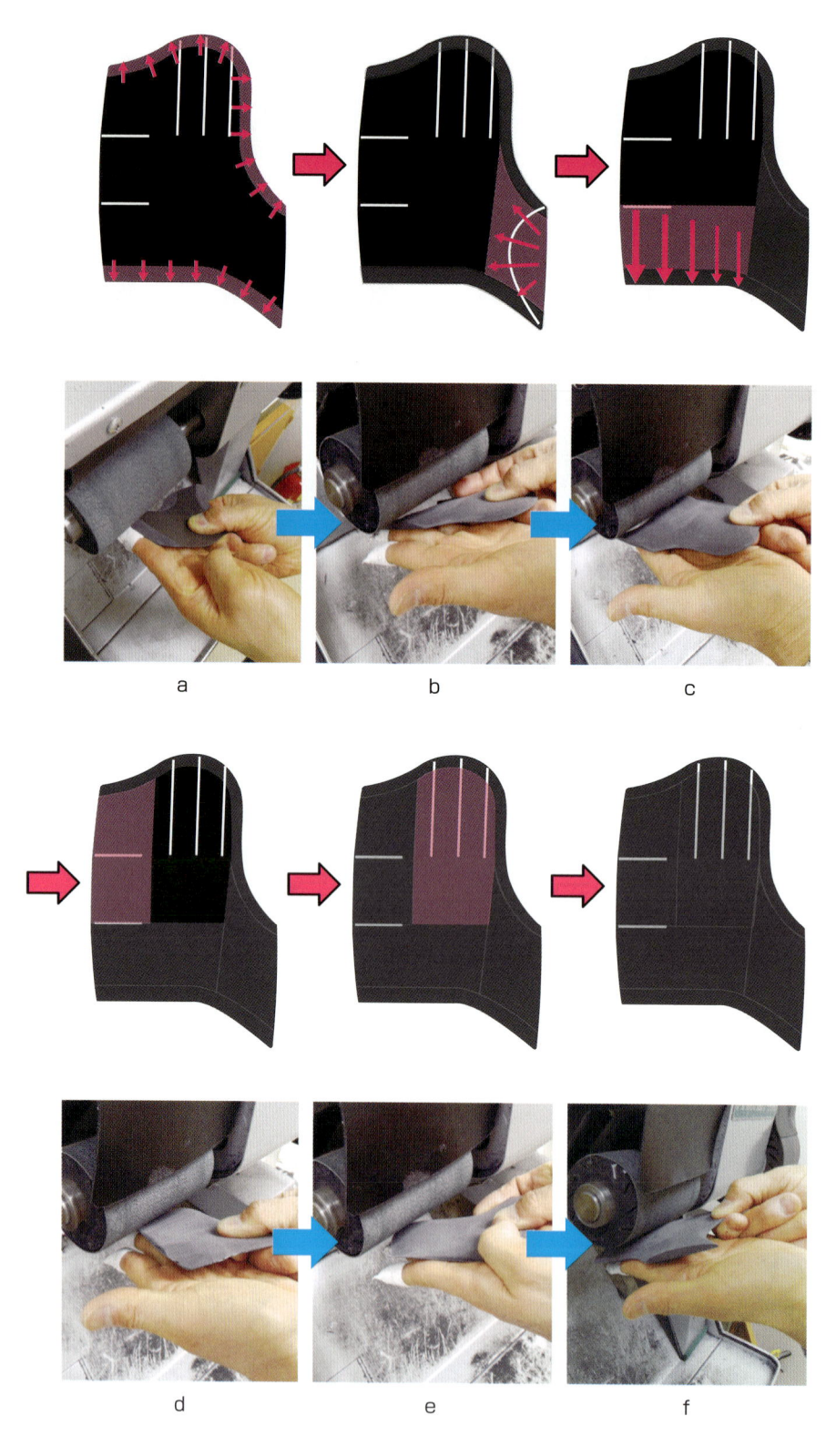

図38 アーチパッドの研磨の手順（距骨下関節回内）（右側例）

142

各研磨はその形状を図39のように自身の手で確認しながら行うことが重要である。研磨と確認の作業を繰り返すことで研磨および形状確認の技術が養われていく。

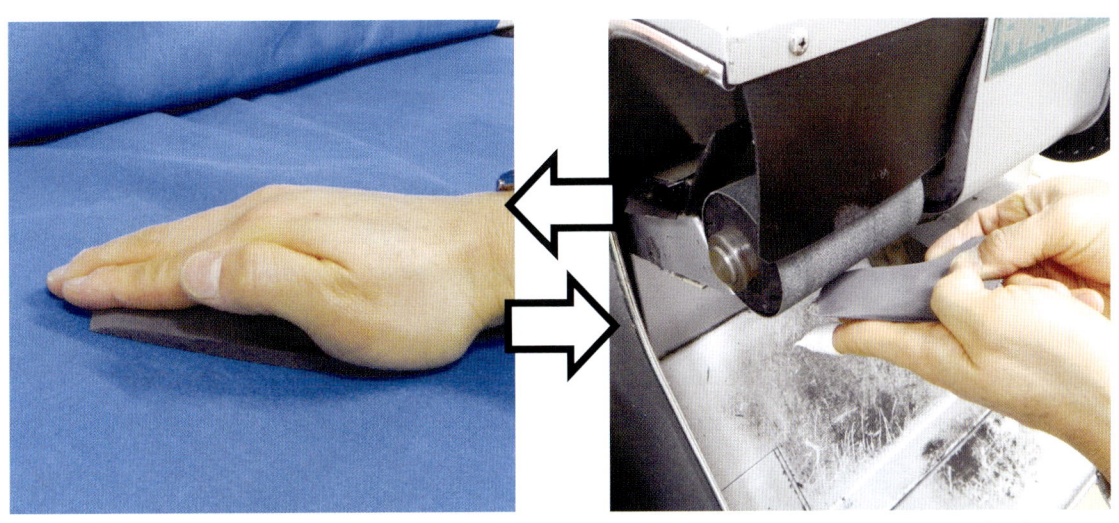

a：形状を自身の手で確認.

b：aの確認をもとにさらに研磨を行い，目的とする形状に整えていく．

図39　研磨したアーチパッドの確認

Ⅲ. 貼付と挿入

1) 研磨したアーチパッドを中敷きの裏に貼付する

① 研磨したアーチパッドの表面に両面テープを貼る（図40-a）。

② 中敷きの裏面にアーチパッドの輪郭をとった場所に、研磨したアーチパッドを正確に貼付する（図40-b）。

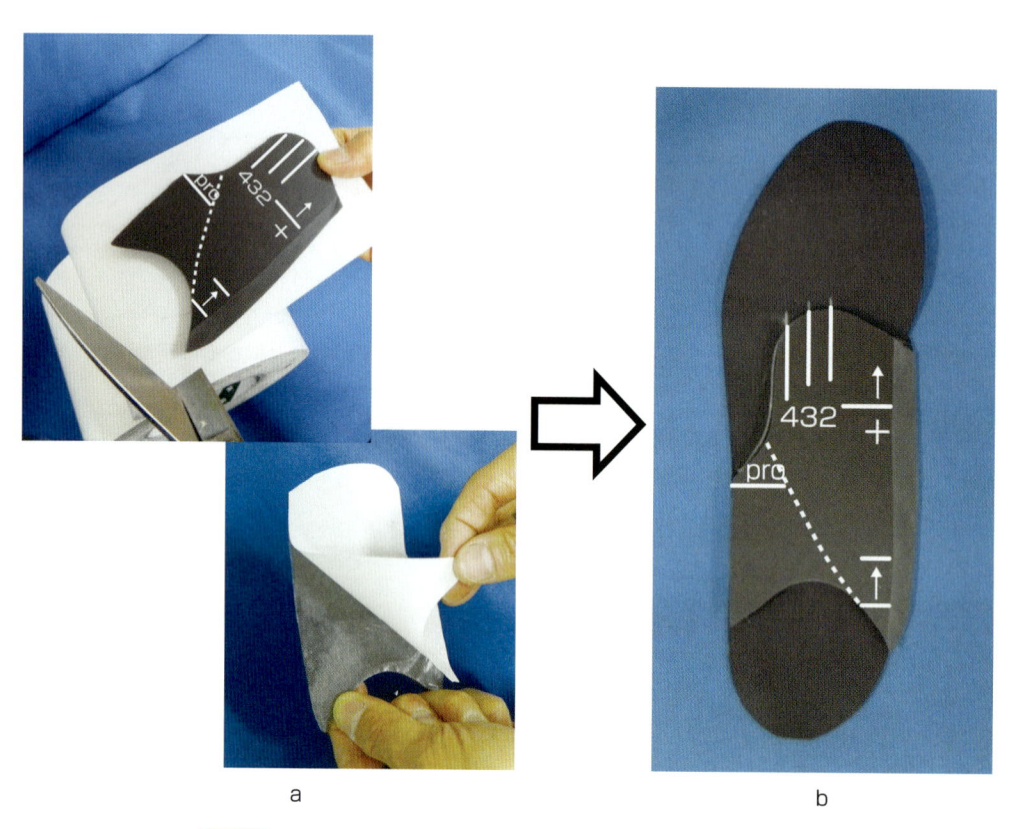

図40　研磨したアーチパッドを中敷きの裏に貼付する

2) アーチパッドを貼付した中敷きを靴に挿入する

　アーチパッドを貼付した中敷きを靴の中に入れてみる（図41）。靴の内壁部分（内側カウンター）は靴ごとにかなり異なった形状をしている（図42）。このため、中敷きを靴に挿入した後、靴の内壁部分に沿うようにアーチパッド内壁部分が適合しているかを確認する（図43-a）。もし、靴とアーチパッドの内壁部分が適合していなければ、研磨を行い調整する（図43-b）。この内壁部分が上手く適合しないとこの部位に突き上げ感などの強い違和感が生じる原因となる。また、パンプスなど幅の狭い形状の靴では、内壁部分が高すぎると、踵部分が脱げやすくなるなどの問題も発生する。このため、内壁部分は特に注意深く研磨する必要がある。

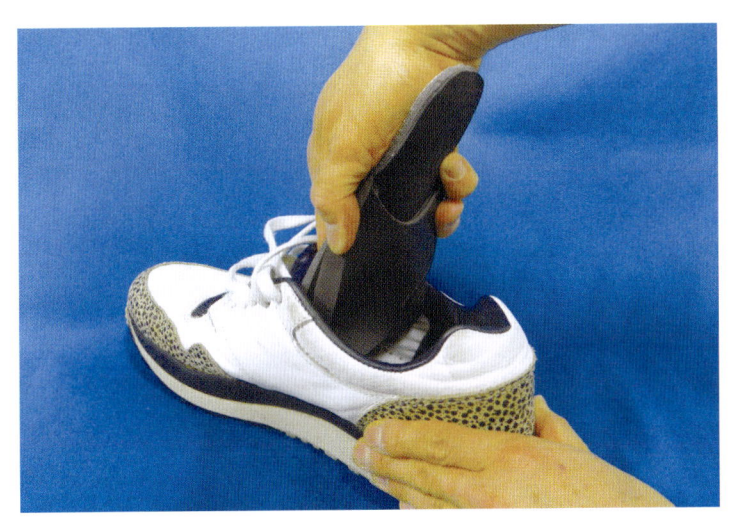

図41　中敷きを靴の中に挿入
アーチパッドを貼付した中敷きを靴の中に入れてみる．

傾斜が強い内壁 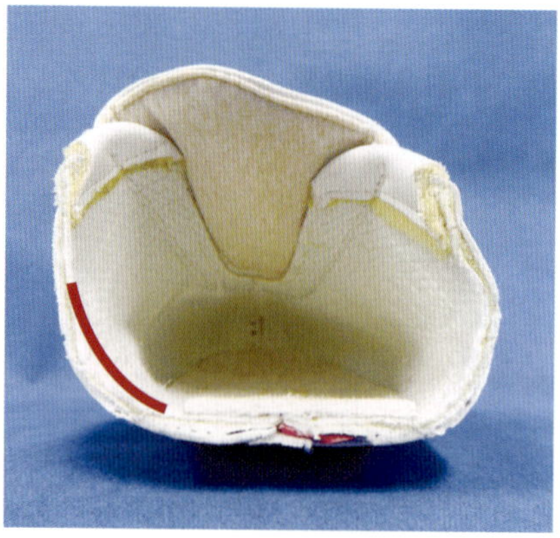　　　　　　　　　　傾斜が弱い内壁

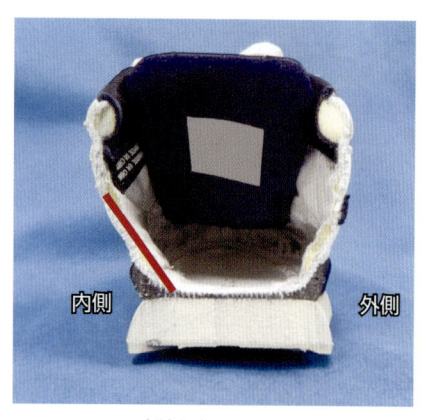

図42　靴の内壁
靴の内壁部分（内側カウンター）は靴ごとにかなり異なった形状をしている．

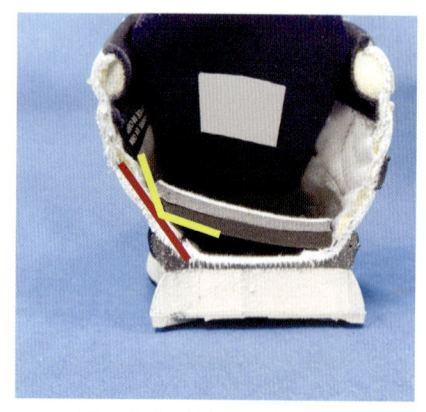

a：アーチパッド裏面内壁と靴の内側カウンターがうまく適合していない 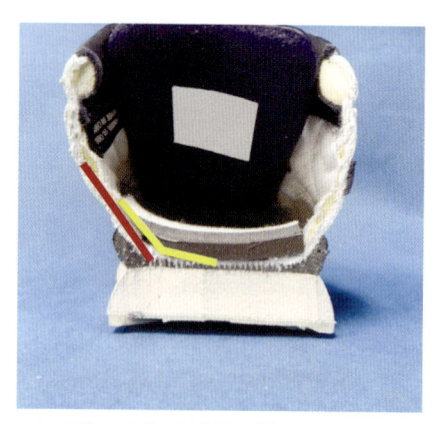　　　b：アーチパッド裏面内側を斜めに研磨することで靴の内壁に適合する

図43　アーチパッド内壁部分の研磨と調整

入谷式足底板の実際
〜基礎編〜

Ⅳ. 微調整

　入谷式足底板では、評価から足底板を研磨して終了するものではない。作製後、歩行などの動作を実際に観察して微調整を行うことで、目的とする姿勢や動作に誘導し、症状が改善したことを確認して終了する。

　それでは、実際に靴の中に中敷きを入れて歩いてみよう。
　まずは、強く当たる部分を少し削ったり、また低いと感じる部分に 0.5mm シートまたは 1mm シートで補強してみよう（図 44）。
　そして、歩行などの動作を観察して、目的とする姿勢や動作に誘導するための微調整を行ってみよう。微調整では主に次に挙げる部位に補強や削りを加えていく。各部位における機能と役割については第 4 章を参照されたい。

① 踵骨載距突起部（図 44-a）
② 舟状骨部（図 44-b）
③ 中足骨部（図 44-c）
④ 楔状骨部（図 44-d）
⑤ 外側縦アーチ立方骨部（図 44-e）
⑥ 外側縦アーチ踵骨部（図 44-f）
⑦ 横アーチ部分（図 44-g,h）

a：内側縦アーチ
踵骨載距突起部

b：内側縦アーチ
舟状骨部

c：内側縦アーチ
中足骨部

d：内側縦アーチ
楔状骨部

e：外側縦アーチ
立方骨部

f：外側縦アーチ
踵骨部

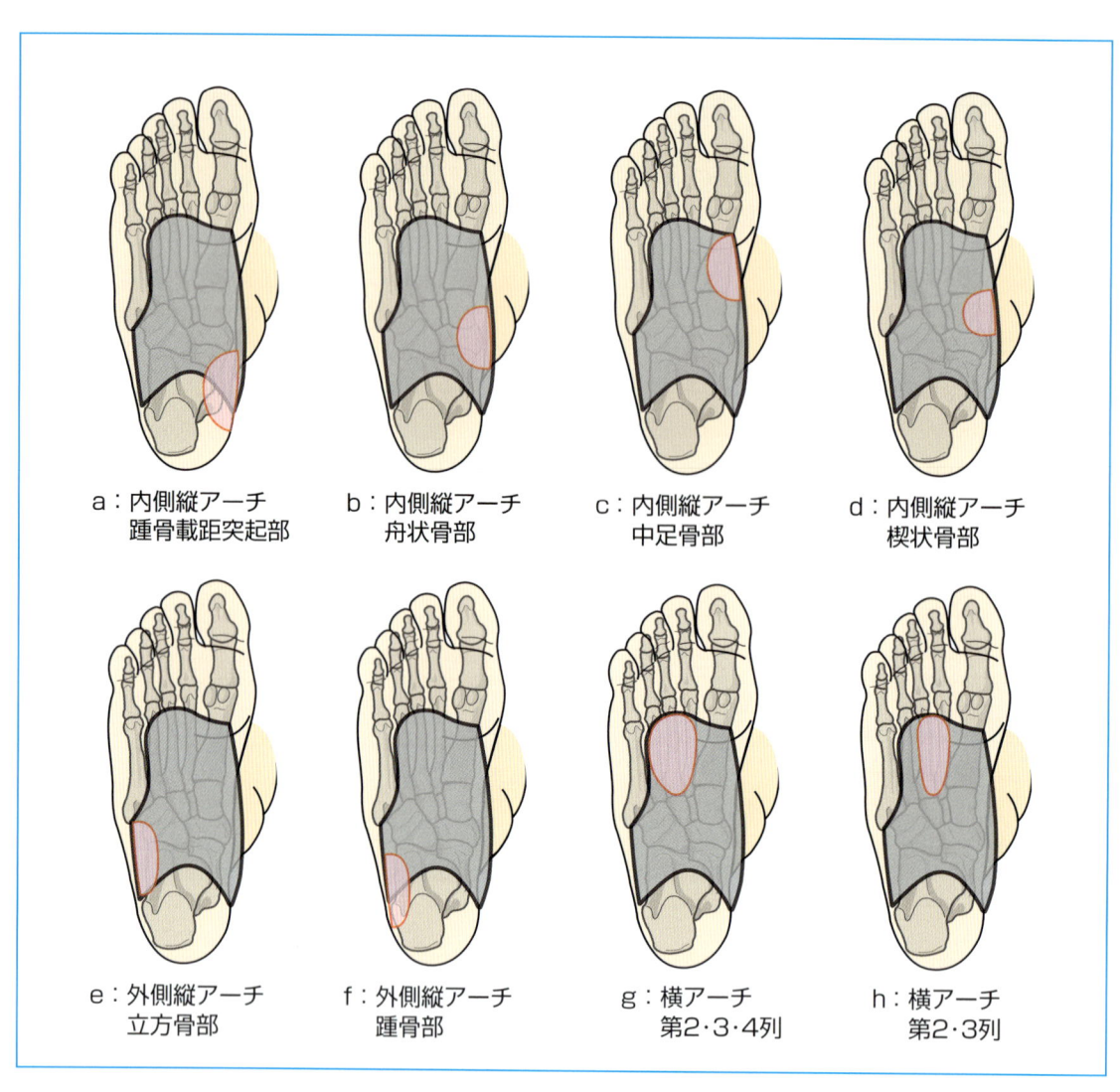

g：横アーチ
第2・3・4列

h：横アーチ
第2・3列

図44　アーチパッド部分の微調整

終わりに

　今回の基礎編は入谷式足底板の導入編であり、入谷式足底板を作製するための最も基本となる知識・評価・技術について説明してきました。

　我々臨床家は長い年月を掛け培った知識と技術をできるだけ分かりやすい形で後世に残してゆかなければなりません。著者の可能な範囲でそれを実現していきたいと思っています。ただし、実際の臨床では紙面で説明した理論を覚えるだけでは臨床で真に対応することはできません。自分自身の臨床の中に取り入れてはじめて結果を伴ったものになっていきます。

　また、臨床では、どんな講習会や文献・本などよりも、患者様が多くのことを教えてくれます。このことを強く意識し、臨床経験が最も大きな財産になるということを分かるようになって貰いたいと思います。

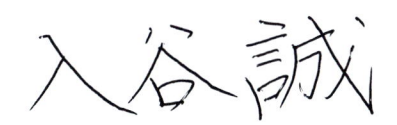

入谷誠

【参考文献】

1) 入谷誠：下肢からみた動きと理学療法の展開.結果の出せる理学療法.メジカルビュー社.2009,pp177-281.
2) Scranton Jr PE,et al：Dynamic fibukar function.A new concept.Clin Ortho 118：76-81,1976.
3) Seibel MO：フットファンクション（入谷誠訳）.ダイナゲイト㈱.1996.
4) Root ML,et al.：Normal and Abnormal Function of The Foot.Clinical Biomechanics.vol2,Clinical Biomechanics Corp.1977.
5) Perry J：Gait Analysis,Normal and Pathological Function.SLACK inc.1992.
6) Alexander IJ：The Foot Examination and Diagnosis.Churchil Livingstone inc.1990.
7) Tylkowski CM：Chapter3：Assessment of Gait in Children and Adolescent.Lowell&Winters Pediatric Orthopaedics,3rd ed,vol1（Morrissy RT,ed）,57-90,Lippincott,1990.
8) 園部俊晴・他：スポーツ外傷・障害に対する術後のリハビリテーション.運動と医学の出版社.2010.
9) Kapandji IA：カパンディ関節の生理学Ⅱ下肢（荻島秀男監訳）.医歯薬出版.1986.
10) 入谷誠:足底挿板療法.整形外科理学療法の理論と技術（山嵜勉編）メディカルビュー社.1997,pp62-83.
11) 小関博久・入谷誠：変形性足関節症.外来整形外科医のための退行変性疾患の理学療法（小関博久編）.医歯薬出版.2010,pp42-66.
12) 森於菟他：分担解剖学1.金原出版.1950.

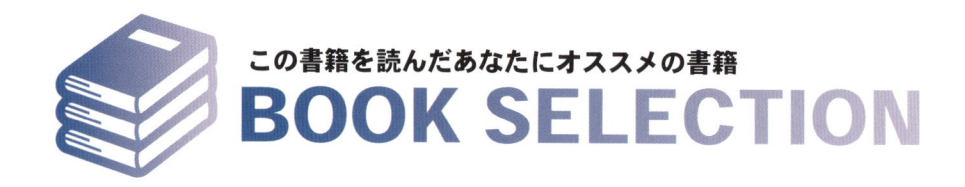

この書籍を読んだあなたにオススメの書籍
BOOK SELECTION

BOOK 01
▶ 園部俊晴の師、入谷誠が書いた臨床家の為の五輪書

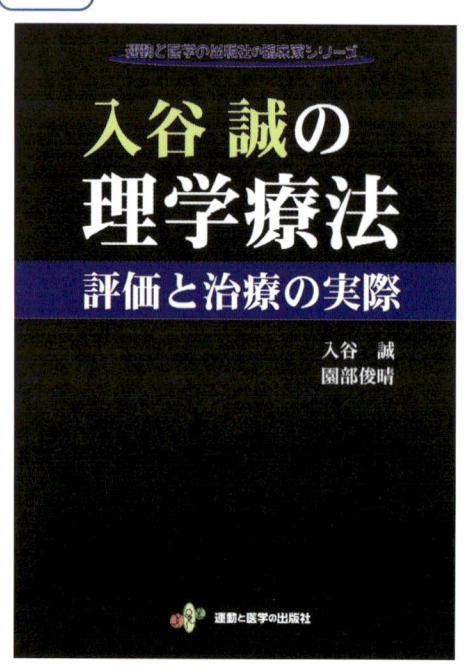

入谷誠の理学療法
著者：入谷 誠・園部 俊晴

- 第1章 仮説検証作業
- 第2章 関節モーメント
- 第3章 評価
- 第4章 入谷式カウンター理論
- 第5章 治療：入谷式足底板
- 第6章 治療：入谷式エクスパンディング・エクササイズ
- 第7章 治療：入谷式皮膚誘導を応用した治療
- 第8章 疾患別の主要な問題点と改善の糸口

伝説の治療家の五輪の書が4年の歳月を経てついに発刊！
理学療法や足底板のあり方を大きく変えた天才が人生をかけて築いた技の神髄に迫る！
『カウンター理論』『エクスパンディング・エクササイズ』『入谷式徒手誘導』『入谷式リフトアップテーピング』『皮膚に刺入しない置き鍼』など特定の勉強会や入谷式足底板上級コース以上でしか学べなかった技術が初めて書籍として公開されています。

BOOK 02
▶ 膝関節リハビリテーションの決定版！

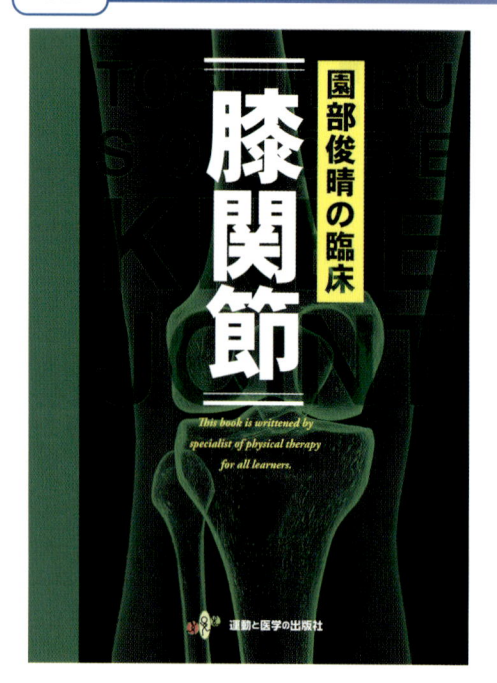

園部俊晴の臨床 - 膝関節 -
著者：園部 俊晴

- 第1章 臨床における仮説検証の重要性
- 第2章 臨床推論における評価
- 第3章 痛みを生じやすい組織の評価と治療の実際
- 第4章 可動域・柔軟性の改善
- 第5章 2つの症候群

数多くのプロスポーツ選手や著名人が集まるコンディション・ラボの理学療法士、園部俊晴の初の単著がついに発売！
この書籍の大きな特徴は、膝関節について、『組織学的視点』と『力学的な視点』という、2つの側面から徹底的に解説していることです。
著者の園部俊晴はあの伝説の理学療法士、入谷誠先生と林典雄先生との出会いがきっかけで、『組織学的推論』と力学的推論を組み合わせて、病態を検証する方法を構築しました。
どちらか一方の立場に立った書籍は数多くありますが、本書では膝関節の様々な症状について、それぞれの『組織学的推論』と『力学的推論』を丁寧に解説しています。